AYUNO INTERMITENTE PARA MUJERES

SALUD Y VITALIDAD FEMENINA: SECRETOS PARA AFINAR TU CUERPO, RENOVAR TU ENERGÍA Y EQUILIBRAR TUS HORMONAS

CHRSITINA ARDIANI

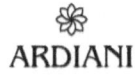

ARDIANI

PREFACIO

Sinopsis del libro:

Descubre el Secreto de Belleza y Salud que Todas Estamos Susurrando: ¡El Ayuno Intermitente, pero sólo para Nosotras! ¡Ahora con un Plan de 30 Días de Regalo!

¿Cansada de promesas vacías y dietas que parecen más un castigo que un acto de amor propio? ¿Lista para abrazar un cambio que entiende y celebra tu cuerpo de mujer? "Ayuno Intermitente para Mujeres" por Christina Ardiani es el abrazo amistoso que has estado esperando en tu viaje hacia el bienestar.

Aquí no solo descubrirás el ayuno intermitente; entrarás en un mundo donde cuidar de ti es un placer, no una tarea. Con Christina, el ayuno se convierte en una celebración de tu fuerza y feminidad.

Lo que este libro tiene para ti:

- Un entendimiento claro de por qué el ayuno intermitente es el camino a seguir, especialmente diseñado para nosotras, las mujeres.
- Pequeños pasos, grandes cambios: cómo incorporar el ayuno a tu rutina sin que sientas que tu mundo se pone de cabeza.
- Adiós, obstáculos: estrategias reales para enfrentar esos desafíos que solo nosotras conocemos.
- Tu plan de 30 días: como tu nueva mejor amiga, te tomo de la mano y te guío en cada paso con un plan de acción detallado.
- Energía, sueño, felicidad: descubre cómo el ayuno mejora no solo tu cuerpo, sino tu mente y tu espíritu.
- Recetas que amarás: porque amarse a una misma también pasa por el paladar, sin complicaciones.
- Adaptable a ti: porque cada una de nosotras es única, aquí encontrarás cómo hacer que el ayuno trabaje para ti, no al revés.
- Calma y control: técnicas para que el estrés y la ansiedad no te roben la paz.
- Historias que inspiran: mujeres reales, transformaciones reales. Tú podrías ser la próxima.

Y mucho, mucho más...

Este es tu momento, hermosa. No es solo un libro; es el inicio de tu historia de amor... contigo misma. Con "Ayuno Intermitente para Mujeres" de Christina Ardiani, estás a una página de iniciar tu transformación. **Hazte ese regalo. ¡Consigue tu copia hoy y empieza a vivir la vida que mereces!**

Introduccción

¡Hola! Me llamo Christina Ardiani y, antes de nada, quiero que sepas que este libro es como una charla entre amigas. Estoy aquí para compartir contigo no solo mi conocimiento, sino también mi corazón y mis experiencias personales con el ayuno intermitente.

Si me hubieran dicho hace años que dejar de comer durante ciertas horas del día me iba a cambiar la vida, probablemente me hubiera reído. Pero aquí estoy, una mujer como tú, que ha navegado entre los altibajos de cuidar una familia, gestionar una carrera y, lo más importante, aprender a cuidarse a sí misma. El ayuno intermitente fue ese descubrimiento inesperado que se convirtió en mi aliado más fiel.

No te voy a mentir, al principio fue un reto. ¿Cómo iba a encajar esto en mi ajetreada vida? Pero, sorprendentemente, se adaptó a mí y no al revés. Y los beneficios... ¡ay, los beneficios! Mayor energía, una mente más clara, y sí, también una figura que refleja cuánto me cuido y me quiero. Pero lo más importante es cómo me siento por dentro: empoderada, revitalizada y en armonía con mi cuerpo.

Este libro es mi invitación para ti. ¿Te sientes lista para embarcarte en una aventura que puede transformar no solo cómo te ves, sino cómo te sientes y vives tu vida? Quiero compartir contigo cada consejo, cada receta y cada momento de inspiración que me ayudó en mi viaje.

Así que, ¿qué dices? ¿Nos tomamos un café imaginario y empezamos este viaje juntas? Prometo que estaré a tu lado en cada paso, riendo, aprendiendo y, sobre todo, creciendo contigo. ¡Vamos allá!

Título del Libro: **Ayuno Intermitente para Mujeres:** Salud y Vitalidad Femenina: Secretos para Afinar tu Cuerpo, Renovar tu Energía y Equilibrar tus Hormonas

Autor: **Christina Ardiani**

Edición: **Primera Edición, 2024**

Editorial: **Ediciones Ardiani**

ISBN (ver reverso)

ACERCA DEL AUTOR

¿Por qué deberías escuchar lo que tengo que decir?

Permíteme presentarme: soy Christina Ardiani, una apasionada experta en salud y nutrición. Mi camino hacia este campo no fue solo por interés académico; fue una verdadera vocación. Me dedico a transformar vidas, guiando a las personas a comprender y armonizar su cuerpo y mente. Creo firmemente en la máxima de 'mente sana en cuerpo sano'.

Para mí, el cuerpo es un templo sagrado, y su cuidado es esencial para liberar el potencial pleno de nuestra mente. Cada libro que escribo es un pedazo de mi alma, una porción de los conocimientos y experiencias acumuladas a lo largo de mi carrera, todo con el objetivo de iluminar tu camino hacia tus metas de salud y bienestar.

¡Así que vamos allá! Prepárate para embarcarte en un viaje transformador hacia una vida más sana y plena

Christina Ardiani

¡SÉ PARTE DE LA COMUNIDAD!

¡Hola, querida lectora! Soy Christina Ardiani, y me gustaría extenderte una invitación muy especial. Al unirte a nuestra lista de correo electrónico, no solo te mantendrás al día con los últimos consejos y estrategias sobre el Ayuno Intermitente, sino que también recibirás beneficios y bonificaciones exclusivas diseñadas solo para nuestros suscriptores. Aquí:

Hazte parte de la comunidad aquí

Y eso no es todo: como agradecimiento por tu apoyo y

confianza, te regalaré mi "Guía de 30 Días" sobre Ayuno Intermitente para Principiantes, disponible al final de este libro.

Esta guía es el complemento perfecto para el libro que tienes en tus manos y te ayudará a implementar de manera práctica y efectiva todo lo que estás aprendiendo. Únete a nuestra comunidad y comienza tu viaje hacia un estilo de vida más saludable y equilibrado. ¡Te espero con los brazos abiertos!

INTRODUCCIÓN

¡Hola! Me llamo Christina Ardiani y, antes de nada, quiero que sepas que este libro es como una charla entre amigas. Estoy aquí para compartir contigo no solo mi conocimiento, sino también mi corazón y mis experiencias personales con el ayuno intermitente.

Si me hubieran dicho hace años que dejar de comer durante ciertas horas del día me iba a cambiar la vida, probablemente me hubiera reído. Pero aquí estoy, una mujer como tú, que ha navegado entre los altibajos de cuidar una familia, gestionar una carrera y, lo más importante, aprender a cuidarse a sí misma. El ayuno intermitente fue ese descubrimiento inesperado que se convirtió en mi aliado más fiel.

No te voy a mentir, al principio fue un reto. ¿Cómo iba a encajar esto en mi ajetreada vida? Pero, sorprendentemente, se adaptó a mí y no al revés. Y los beneficios... ¡ay, los beneficios! Mayor energía, una mente más clara, y sí, también una figura que refleja cuánto me cuido y me quiero. Pero lo más importante es cómo me siento por dentro: empoderada, revitalizada y en armonía con mi cuerpo.

Este libro es mi invitación para ti. ¿Te sientes lista para embarcarte en una aventura que puede transformar no solo cómo te ves, sino cómo te sientes y vives tu vida? Quiero compartir contigo cada consejo, cada receta y cada momento de inspiración que me ayudó en mi viaje.

Así que, ¿qué dices? ¿Nos tomamos un café imaginario y empezamos este viaje juntas? Prometo que estaré a tu lado en cada paso, riendo, aprendiendo y, sobre todo, creciendo contigo. ¡Vamos allá!

1

DESCUBRIENDO EL AYUNO INTERMITENTE PARA MUJERES

¡Hola, aventureras del bienestar!

Hoy nos adentramos en el fascinante mundo del Ayuno Intermitente (AI), una práctica tan antigua como la vida misma y que ha resurgido con fuerza en la última década. ¿Pero qué es exactamente el AI? No es una dieta en el sentido tradicional, sino más bien un arte: el arte de saber cuándo comer y cuándo darle un respiro a nuestro cuerpo.

Imagina el ayuno intermitente como una danza entre momentos de nutrición y momentos de pausa. No se trata de restringir qué comemos, sino de ser conscientes de cuándo comemos. Es como si, por unas horas, nos tomáramos un descanso consciente de los alimentos, permitiendo a nuestro cuerpo enfocarse en otras tareas importantes como la regeneración y la curación.

Esta práctica no es algo nuevo ni exclusivo de los humanos. En la naturaleza, muchos animales adoptan el ayuno como una estrategia de supervivencia, adaptándose a las estaciones y la disponibilidad de alimentos. Pero, a diferencia de la inanición, que es una falta forzada de nutrición, el ayuno intermitente es una elección. Es un acto de amor propio, un compromiso consciente con nuestra salud y bienestar.

Si estás pensando en unirte a este maravilloso viaje, es esencial que primero consultes con un profesional de la salud. El ayuno intermitente puede traer muchos beneficios, tanto físicos como mentales. Se trata de cuidar nuestro cuerpo para reflejar cómo nos sentimos por dentro: radiantes, saludables y llenas de vida.

Y aquí va un pequeño secreto: muchas de nosotras ya hemos practicado el ayuno intermitente sin siquiera saberlo. ¿Cuántas veces hemos estado tan ocupadas que simplemente nos saltamos una comida? Lo que nos propone el AI es convertir esos momentos fortuitos en una práctica consciente y estructurada.

Durante el ayuno, no consumimos alimentos que aporten calorías. Pero no te preocupes, aún podemos disfrutar de nuestra taza de agua, té, café o leche sin azúcar. Es un momento para reconectar con nosotras mismas, para escuchar a nuestro cuerpo y darle exactamente lo que necesita.

¿Por qué el Ayuno Intermitente es tan Mágico?

¿Por qué el ayuno intermitente es tan efectivo? Es como tener una varita mágica para nuestra salud, y te voy a contar por qué.

Imagina que cada vez que comes, tu cuerpo se pone en modo "operación energía". La comida es nuestro combustible, y lo que no usamos de inmediato, nuestro cuerpo lo almacena sabiamente para más tarde. Aquí entra en juego una hormona estrella: la insulina. Ella es la encargada de guardar esa energía extra, como una abeja laboriosa preparando su colmena para el invierno.

Cuando comemos, los niveles de insulina suben y nuestro cuerpo comienza a almacenar energía. Primero, intenta guardar azúcares en forma de glucógeno en el hígado y los músculos. Pero ojo, aquí hay un límite de almacenamiento. Cuando estos espacios se llenan, el cuerpo, muy inteligente él, transforma el exceso de glucosa en grasa a través de un proceso llamado lipogénesis de novo (que viene a ser como decir "creando grasa nueva").

¿Has escuchado eso de "quemar grasa"? Pues bien, cuando ayunamos o dejamos de comer por un tiempo, la insulina baja y nuestro cuerpo se convierte en un cazador de energía almacenada. Empieza a usar esa grasa acumulada, transformándola en la energía que necesitamos para seguir adelante.

En un ayuno, la glucosa en nuestra sangre disminuye, y el cuerpo, muy astuto, recurre primero al glucógeno, nuestra reserva de energía más accesible, que puede darnos fuerza durante aproximadamente 24 a 36 horas.

Nuestro cuerpo es como un interruptor con dos modos: 'comiendo y almacenando energía' o 'ayunando y quemando energía'. Por ejemplo, si desde que nos levantamos hasta que nos acostamos estamos comiendo, siempre estamos en modo 'almacenamiento'. Y si no le damos un descanso a nuestro cuerpo para cambiar al modo 'quema de energía', con el tiempo, esto puede llevarnos a subir de peso.

El ayuno intermitente nos enseña a jugar con este interruptor de manera inteligente, dándole a nuestro cuerpo el tiempo que necesita para usar esa energía almacenada.

La Magia del Almacenamiento de Energía y los Beneficios del Ayuno Intermitente

Cuando hablamos de energía almacenada en nuestro cuerpo, estamos tocando un tema fascinante y fundamental. Este proceso de almacenar energía para usarla más tarde es una maravilla de la naturaleza, presente en todos los seres vivos. Desde los majestuosos osos que hibernan hasta las ágiles gacelas en las sabanas, todos, incluyéndonos, seguimos este patrón. ¿Sabías que en el mundo animal esto se conoce como subnutrición o restricción calórica? Y resulta que tiene efectos increíbles en la longevidad de los mamíferos.

Así que, querida lectora, no hay nada de extraño ni de malo en adoptar el ayuno intermitente. Nuestro cuerpo está programado para guardar reservas para esos momentos en los que "no hay nada en la nevera". Es un mecanismo de supervivencia tan antiguo como la vida misma y absolutamente natural.

Pero, ¿qué más nos ofrece el ayuno intermitente aparte de ayudarnos a perder peso? Bueno, aquí viene lo emocionante. Cuando practicamos el ayuno, no solo estamos diciendo adiós a esos kilos de más, sino que también estamos iniciando un proceso de desintoxicación en nuestro organismo. Al quemar esas grasas acumuladas, nuestro cuerpo comienza a eliminar toxinas, actuando como un sistema de purificación tras esos días de indulgencia alimentaria.

Imagina que cada célula de tu cuerpo se renueva y rejuvenece, deshaciéndose de las grasas saturadas y trans, esas villanas conocidas por elevar los niveles de colesterol malo. Pero ahí no termina la magia del ayuno intermitente. Al darle un descanso a nuestro sistema digestivo, estamos permitiendo que otros sistemas del cuerpo, como el inmunológico y el endocrino, funcionen con mayor eficiencia. Es como pulsar el botón de reinicio para que todo funcione mejor.

Además, el ayuno intermitente no solo actúa en el presente, sino que también nos prepara para un futuro más saludable. Estudios han mostrado que esta práctica puede mejorar la sensibilidad a la insulina, reduciendo el riesgo de desarrollar diabetes tipo 2, y también puede tener un impacto positivo en la salud cardiovascular. Es como si estuviéramos invirtiendo en un seguro de salud para nuestro futuro.

Y no nos olvidemos del impacto mental y emocional. Muchas

mujeres reportan sentirse más claras, enfocadas y con una sensación general de bienestar durante y después de los períodos de ayuno. Es como si, al limpiar nuestro cuerpo, también estuviéramos despejando nuestra mente.

En resumen, el ayuno intermitente no es solo una herramienta para perder peso; es un regalo para nuestro cuerpo y mente, una forma de reconectar con nuestra naturaleza más intrínseca y darle a nuestro organismo lo que realmente necesita.

El Equilibrio Perfecto y las Ventajas Únicas del Ayuno Intermitente

En nuestro camino hacia un bienestar integral, el balance es clave. Y aquí es donde el ayuno intermitente brilla con luz propia, ofreciéndonos un equilibrio maravilloso que mantiene nuestro cuerpo sano y saludable. A diferencia de las dietas tradicionales, con sus reglas complicadas, costosas y a menudo ineficaces, el ayuno intermitente es como un soplo de aire fresco.

Piénsalo: el ayuno intermitente no cuesta nada, simplifica nuestra vida cotidiana y se puede practicar en cualquier lugar. Imagina todo el tiempo que ahorras al no tener que planificar, comprar o preparar ciertas comidas. Es una liberación del estrés y de las limitaciones que suelen acompañar a las dietas convencionales. Además, su eficacia en la reducción de los niveles de insulina y en la pérdida de peso es notable.

Pero los beneficios del ayuno intermitente van más allá de la simple pérdida de peso. Esta práctica puede ser una verdadera revolución en nuestro sistema hormonal. Al practicarlo, estimulamos nuestro metabolismo gracias a la maravillosa danza hormonal que se produce: bajos niveles de insulina se combinan con altos niveles de hormona del crecimiento y un aumento de la norepinefrina. Este trío dinámico acelera la descomposición de la grasa corporal, facilitando su uso como energía y, por tanto, incrementando la quema de calorías. Es como encender un motor que nos ayuda a perder peso de manera eficiente.

Es importante destacar que el ayuno intermitente no es exclusivo de un género; tanto hombres como mujeres pueden beneficiarse de él. Sin embargo, debemos ser conscientes de que las mujeres tienen un metabolismo y un sistema hormonal distinto al de los hombres. Esto significa que, aunque el ayuno intermitente es beneficioso, las mujeres deben abordarlo con cuidado para evitar posibles desequilibrios hormonales.

Realizar el ayuno intermitente con demasiado rigor o de manera incorrecta puede provocar alteraciones hormonales, especialmente en las mujeres. Pero no te preocupes, con la guía adecuada y algunas precauciones, las mujeres pueden practicar el ayuno intermitente de manera segura y efectiva. Un estudio reciente sugiere que, siguiendo ciertos lineamientos, las mujeres no solo pueden evitar efectos negativos, sino también disfrutar de los mismos beneficios para la salud que los hombres.

El ayuno intermitente, por lo tanto, no es solo una herramienta para perder peso o mejorar la salud física; es una invitación a redescubrir y reequilibrar nuestro cuerpo de una manera profunda y respetuosa. Es una práctica que nos enseña a escuchar y entender nuestras necesidades únicas, permitiéndonos alcanzar un estado de bienestar y armonía que va más allá de lo físico.

En las siguientes páginas, exploraremos juntas cómo podemos adaptar el ayuno intermitente a nuestras vidas de manera segura y efectiva, respetando las particularidades de nuestro cuerpo femenino. Estoy emocionada de guiarte en este viaje de descubrimiento y transformación.

Consejos Esenciales para Mujeres en el Ayuno Intermitente

Embarcarnos en el viaje del ayuno intermitente es emocionante, pero es crucial hacerlo de manera segura y consciente, especialmente para nosotras, las mujeres. Aquí te dejo algunas recomendaciones para asegurarnos de obtener todos los beneficios de esta práctica sin comprometer nuestra salud:

- **Atención Especial en Situaciones Particulares:** Si estás embarazada, lactando, experimentas problemas de sueño o sufres de estrés crónico, lo mejor es abstenerse del ayuno intermitente. En estos casos, nuestro cuerpo tiene necesidades específicas que deben ser priorizadas.
- **Historial de Trastornos Alimenticios:** Para mujeres que han enfrentado desafíos como la bulimia, anorexia o comer compulsivamente, el ayuno intermitente podría no ser el camino adecuado. Es vital escuchar a nuestro cuerpo y buscar métodos de cuidado personal que apoyen nuestra salud mental y física.
- **Moderación en la Duración y Frecuencia:** Comienza con ayunos cortos y no demasiado frecuentes. No hay prisa; es un proceso de aprender a conocer y respetar los ritmos de tu cuerpo.
- **Hidratación Durante el Ayuno:** Mantenerse bien hidratada es fundamental. Bebe abundantes líquidos como agua, infusiones o caldos ligeros. Escucha a tu cuerpo y proporciona lo que necesita sin forzarlo. La hidratación es clave para sentirte bien durante esta práctica.
- **Ejercicio y Ayuno Intermitente:** Durante los días de ayuno, opta por ejercicios físicos ligeros para evitar el estrés metabólico o desequilibrios hormonales. En los días sin ayuno, puedes incrementar la intensidad de tus entrenamientos. Es importante encontrar un equilibrio que se sienta bien y sea sostenible para ti.

- **Comenzar Gradualmente:** No te lances directamente a ayunos de 16 horas. Comienza poco a poco, permitiendo que tu cuerpo se acostumbre gradualmente a esta nueva rutina. Puedes comenzar con ayunos más cortos e ir aumentando la duración a medida que te sientas más cómoda.

Recuerda que cada mujer es única, y lo que funciona para una puede no ser ideal para otra. Es fundamental escuchar y respetar las señales que tu cuerpo te envía. Si tienes dudas o inquietudes, no dudes en consultar con un profesional de la salud. Ellos pueden ayudarte a crear un plan de ayuno intermitente adaptado a tus necesidades y condiciones específicas.

Este camino hacia el bienestar a través del ayuno intermitente es una invitación a reconectar con tu cuerpo y sus necesidades. Al adoptar estos consejos, te aseguras de hacerlo de una manera que honre tu salud y bienestar.

La Efectividad del Ayuno Intermitente: Un Viaje de Voluntad y Constancia

El ayuno intermitente es una práctica que despierta curiosidad y entusiasmo, pero su éxito depende en gran medida de nuestra fuerza de voluntad y constancia. Es un camino que requiere compromiso, pero los resultados pueden ser sorprendentemente gratificantes.

Investigaciones han demostrado la efectividad de este régimen. En un estudio, los participantes que siguieron rigurosamente el ayuno intermitente durante seis meses lograron reducir un impresionante 9% de su grasa corporal. Esto nos muestra que, con dedicación y seguimiento, el ayuno intermitente puede ser una herramienta poderosa para la transformación corporal.

En 2011, un estudio específicamente centrado en mujeres con sobrepeso arrojó resultados igualmente alentadores. A estas mujeres se les pidió consumir aproximadamente 540 calorías dos veces a la semana, mientras que en los otros días su ingesta era de alrededor de 1.500 calorías. Tras seis meses, estas mujeres perdieron entre cinco y seis kilos, una prueba más de la eficacia del ayuno intermitente en la pérdida de peso.

Pero los beneficios del ayuno intermitente van más allá de la simple reducción de grasa corporal. Muchos estudios han demostrado su eficacia en el mantenimiento de niveles saludables de insulina, en la desaceleración del proceso de envejecimiento y en la mejora del perfil de colesterol, contribuyendo a mantener el cuerpo en forma y saludable.

Un estudio piloto realizado por Carter S. Clifton PM y Keogh JB en 137 adultos con diabetes tipo 2, con una edad media de 61 años, reveló que el ayuno intermitente puede ser tan eficaz como una dieta baja en calorías. Ambos métodos ayudaron a los participantes a reducir su peso y a controlar los niveles de glucosa en sangre.

Los participantes del estudio se dividieron en dos grupos. Al primero se le prescribió una dieta hipocalórica, con una ingesta diaria de entre 1.200 y 1.500 kilocalorías distribuidas en tres comidas, con un equilibrio de 30% de proteínas, 45% de carbohidratos y 25% de lípidos. El segundo grupo practicó el ayuno intermitente, consumiendo entre 500 y 600 kilocalorías en dos días a la semana, con un mínimo de 50 gramos de proteínas, y siguiendo una dieta normal el resto de la semana.

Tras tres meses, los resultados fueron reveladores. Aquellos en el grupo de ayuno intermitente experimentaron una ligera superioridad en la pérdida de peso, con una media de 6.8 kg, comparado con los 5 kg del grupo de la dieta hipocalórica. Además, el control de la glucemia mostró resultados similares en ambos grupos.

Este estudio no solo confirma los beneficios del ayuno intermitente para personas con diabetes, sino que también ilustra cómo puede ser una opción viable y efectiva para quienes buscan una alternativa a las dietas restrictivas. Permite a las personas disfrutar de sus comidas habituales la mayor parte del tiempo, integrando periodos de ayuno que pueden adaptarse a sus estilos de vida.

En resumen, el ayuno intermitente emerge como una opción prometedora y flexible para aquellos que buscan mejorar su salud y bienestar. A través de la práctica regular y consciente, podemos abrir la puerta a un mundo de beneficios para nuestra salud física y mental, demostrando que, a veces, menos es realmente más.

Impacto Positivo del Ayuno Intermitente en las Mujeres y Cómo Manejar los Desafíos Iniciales

El ayuno intermitente puede ser una experiencia transformadora para las mujeres, aunque es importante reconocer que los primeros pasos en esta práctica pueden presentar algunos desafíos. No es raro que al iniciarse en el ayuno intermitente, algunas mujeres experimenten síntomas como debilidad, problemas para dormir, irritabilidad y falta de concentración. Estas reacciones son normales y suelen ser temporales, ya que el cuerpo se está ajustando a un nuevo patrón de alimentación.

Curiosamente, estos inconvenientes parecen ser menos comunes en los hombres. Esto podría deberse a las diferencias hormonales entre géneros, ya que las mujeres tienen un equilibrio hormonal más delicado que puede verse afectado si el ayuno no se practica adecuadamente. Por tanto, es crucial para las mujeres abordar el ayuno intermitente con cuidado y atención a las señales de su cuerpo.

Uno de los desafíos comunes después de los períodos de ayuno es la tendencia a experimentar un hambre descontrolada, lo que podría llevar a la sobrealimentación. Sin embargo, con práctica y conciencia, se puede aprender a controlar estos impulsos y mantener un equilibrio saludable.

Ahora, hablemos de los beneficios positivos. Una vez superados los desafíos iniciales y con la práctica regular, las mujeres pueden empezar a experimentar cambios notables y positivos en su cuerpo. Uno de los primeros y más visibles es la reducción de la inflamación abdominal, que lleva a una barriga más plana. Este cambio físico a menudo se acompaña de una mejora en el estado de ánimo, aumentando la sensación general de bienestar y satisfacción personal.

Además, el ayuno intermitente puede mejorar significativamente la digestión. Muchas mujeres reportan una piel más suave y clara como un beneficio adicional, probablemente debido a la mejora en la calidad de la alimentación y la desintoxicación natural del cuerpo. La práctica también puede fomentar un mayor control mental, ayudando a las mujeres a resistir la tentación de la sobrealimentación después de los períodos de ayuno.

Es importante tener en cuenta que estos cambios positivos no ocurren de la noche a la mañana. Generalmente, se comienzan a ver resultados significativos después de aproximadamente tres meses de práctica consistente y bien ejecutada del ayuno intermitente.

Además de la pérdida de peso, el ayuno intermitente es excepcional para preservar o incluso aumentar la masa muscular, especialmente en casos de obesidad. Al restringir la ingesta calórica de manera controlada, el cuerpo tiende a utilizar las reservas de grasa para energía, mientras mantiene la masa muscular intacta. Esto es especialmente beneficioso para las mujeres, ya que la masa muscular es crucial para mantener un metabolismo saludable y una estructura corporal fuerte.

El ayuno intermitente puede ser una herramienta increíblemente poderosa para las mujeres, no solo para mejorar la forma física, sino también para impulsar la salud mental y emocional.

Con un enfoque cuidadoso y personalizado, puede ser una parte valiosa de un estilo de vida saludable y equilibrado.

Derribando Mitos Sobre el Ayuno Intermitente en las Mujeres

El ayuno intermitente ha generado un sinnúmero de opiniones y mitos, especialmente en lo que respecta a su práctica por parte de las mujeres. Es hora de arrojar algo de luz y claridad sobre estos conceptos erróneos.

Mito 1: "El ayuno intermitente es peligroso para las mujeres"

Este mito se ha propagado ampliamente, pero ¿qué hay de cierto en él? La realidad es que no existen estudios concluyentes que demuestren peligros inherentes al ayuno intermitente específicamente en mujeres humanas. La preocupación principal gira en torno a la posibilidad de desequilibrios hormonales durante los periodos de ayuno. Sin embargo, es importante destacar que la mayoría de la investigación que sugiere posibles riesgos ha sido realizada en animales, no en humanos.

Por ejemplo, algunos estudios en ratas hembras han mostrado cambios en el tamaño de los ovarios, irregularidades en el ciclo menstrual, alteraciones en el ritmo reproductivo e incluso casos de infertilidad tras practicar ayuno intermitente durante periodos de tres a seis meses. Estos hallazgos, aunque relevantes, no pueden extrapolarse directamente a las mujeres humanas debido a las diferencias significativas en fisiología y metabolismo entre especies.

Dicho esto, es prudente que las mujeres adopten ciertas precauciones al iniciar el ayuno intermitente. Es aconsejable comenzar con periodos de ayuno más cortos y aumentar gradualmente la duración, siempre atentas a cómo se siente el cuerpo y ajustando la práctica según sea necesario. Además, es fundamental consultar con un profesional de la salud antes de comenzar, especialmente si existen condiciones preexistentes o preocupaciones específicas de salud.

Además de los aspectos físicos, es importante considerar el impacto emocional y mental que el ayuno intermitente puede tener en las mujeres. La práctica debe ser una elección personal basada en el bienestar integral, no solo en la pérdida de peso. El enfoque debe estar en nutrir el cuerpo, escuchar sus necesidades y responder de manera amorosa y respetuosa.

Mientras que ciertos estudios en animales han sugerido posibles riesgos del ayuno intermitente, no hay evidencia concluyente de que sea peligroso para las mujeres humanas cuando se practica correctamente. Como con cualquier cambio en la dieta o estilo de vida, la clave está en la personalización, la moderación y la atención plena. Al abordar el ayuno intermitente con cuidado y bajo la orientación adecuada, puede ser una herramienta valiosa y segura para mejorar la salud y el bienestar.

Mito 2: "El ayuno intermitente baja los niveles de azúcar en sangre de manera peligrosa"

Este es otro mito común sobre el ayuno intermitente que merece ser explorado con más detalle. La idea de que el ayuno pueda causar una disminución peligrosa de los niveles de azúcar en sangre es una preocupación válida, pero la realidad es más matizada y depende de varios factores, incluyendo la condición física individual y la presencia de ciertas condiciones de salud.

Nuestro cuerpo está ingeniosamente diseñado para manejar períodos de ayuno. Cuando comemos, efectivamente, se produce insulina para almacenar el exceso de glucosa. Por otro lado, durante el ayuno, el cuerpo cambia de marcha y produce glucagón, una hormona que ayuda a liberar la glucosa almacenada para mantener nuestros niveles de energía.

Los estudios sobre el ayuno intermitente y la resistencia a la insulina sugieren resultados prometedores. En personas con resistencia a la insulina, el ayuno intermitente ha demostrado ser más efectivo en recuperar la sensibilidad a la insulina que la típica restricción calórica. Esto es significativo porque una mayor sensibilidad a la insulina puede ayudar a regular mejor los niveles de azúcar en sangre.

En otro estudio realizado en pacientes con diabetes tipo 2, se observó una mejor respuesta en aquellos que consumían dos comidas principales al día en comparación con aquellos que hacían seis comidas pequeñas. Este hallazgo desafía la noción tradicional de que comer con más frecuencia es beneficioso para controlar los niveles de azúcar en sangre.

Sin embargo, es importante tener en cuenta una excepción: las personas con hipoglucemia, es decir, niveles bajos de azúcar en sangre. Aunque no hay estudios concluyentes que certifiquen los efectos del ayuno intermitente en personas con hipoglucemia, se aconseja precaución. En estos casos, el ayuno podría potencialmente agravar la condición, por lo que se recomienda consultar con un profesional de la salud antes de iniciar cualquier régimen de ayuno.

Mientras que el ayuno intermitente puede ser beneficioso para mejorar la sensibilidad a la insulina y el manejo de los niveles de azúcar en sangre en algunas personas, no es una solución universal. Cada individuo tiene necesidades y condiciones únicas, y lo que funciona para uno puede no ser adecuado para otro. Por lo tanto, el ayuno intermitente debe considerarse como una estrategia personalizada, no como una solución única para todos.

Mito 3: "Durante el ayuno intermitente, se experimenta hambre constante"

Este mito es especialmente común y merece una exploración detallada. La idea de que el ayuno intermitente conduce a un hambre constante y abrumadora es un temor que muchas personas tienen antes de probar esta práctica. Sin embargo, la realidad de cómo el cuerpo maneja el hambre durante el ayuno es más compleja y depende en gran medida de la hormona llamada leptina.

La leptina, a menudo denominada "hormona de la saciedad", es producida por las células de grasa y juega un papel crucial en la regulación del apetito. Esta hormona envía señales al cerebro para indicar cuándo hemos comido lo suficiente. Curiosamente, los niveles de leptina disminuyen cuando tenemos hambre y aumentan cuando estamos satisfechos.

En personas con sobrepeso, que por lo general tienen un mayor número de células grasas, los niveles de leptina tienden a ser más altos. Sin embargo, esto no siempre significa que se sientan más saciados. De hecho, un alto nivel de leptina puede conducir a lo que se conoce como "resistencia a la leptina", donde el cuerpo se vuelve menos sensible a las señales de saciedad de esta hormona, dificultando la percepción de estar lleno.

Lo interesante del ayuno intermitente es que puede influir positivamente en esta dinámica. Se ha observado que el ayuno puede reducir la resistencia a la leptina, mejorando la sensibilidad del cuerpo a sus señales. Esto significa que, con el tiempo, el ayuno intermitente puede ayudar a regular mejor el apetito y reducir la sensación de hambre.

Además, durante los períodos de ayuno, nuestro cuerpo se adapta al uso de la grasa almacenada como fuente de energía, lo cual puede reducir la sensación de hambre. A medida que el cuerpo se acostumbra a esta nueva forma de funcionamiento, muchas personas informan una disminución en los antojos y una mejor regulación del apetito.

Es importante destacar que la experiencia de hambre puede variar de persona a persona al principio. Algunos pueden sentir más hambre al inicio del ayuno intermitente, pero con el tiempo, el cuerpo se ajusta y la sensación de hambre intensa suele disminuir.

Aunque el mito sugiere que el ayuno intermitente conduce a un hambre constante, la realidad es que puede mejorar la regulación del apetito y la sensación de saciedad a largo plazo. Esto se debe a los cambios en la forma en que el cuerpo responde a la leptina y a su adaptación al uso de la grasa almacenada como fuente de energía.

Mito 4: "El ayuno intermitente puede dañar tu metabolismo"

Este mito es uno de los más persistentes en torno al ayuno intermitente, y muchas personas temen que pueda ralentizar o dañar su metabolismo. Sin embargo, la ciencia detrás de cómo el ayuno afecta el metabolismo es más compleja y, en muchos aspectos, más alentadora.

Es importante entender que el metabolismo no se altera significativamente por ayunar ocasionalmente. Para que el metabolismo se ralentice de manera sustancial, tendría que pasar un período prolongado sin ingerir alimentos. Investigaciones han indicado que el metabolismo comienza a disminuir después de aproximadamente tres días de ayuno continuo. Sin embargo, el ayuno intermitente, tal como se practica comúnmente, no implica períodos tan extensos sin comer.

El ayuno intermitente implica alternar períodos de ayuno con períodos de alimentación. Estos ciclos de ayuno no suelen ser lo suficientemente largos como para desencadenar una respuesta de ralentización metabólica significativa. De hecho, el ayuno intermitente a corto plazo puede tener el efecto contrario: puede aumentar ligeramente el metabolismo.

Durante los períodos de ayuno, el cuerpo se adapta a la falta de ingesta de alimentos aumentando la eficiencia en la utilización de la energía almacenada. En respuesta a un ayuno corto, el cuerpo puede aumentar la tasa metabólica para mantener los niveles de energía. Este efecto se debe en parte a la liberación de neurotransmisores que aumentan la motivación y la alerta, como la norepinefrina, que también puede estimular el metabolismo.

Además, el ayuno intermitente puede mejorar la sensibilidad a la insulina, lo que a su vez puede tener un efecto positivo en el metabolismo. Con una mejor sensibilidad a la insulina, el cuerpo puede procesar los nutrientes de manera más eficiente durante los períodos de alimentación, lo que puede contribuir a un metabolismo más activo y saludable.

Lejos de dañar el metabolismo, el ayuno intermitente practicado correctamente puede optimizarlo. Estimula la adaptación del cuerpo a diferentes patrones de ingesta de alimentos, lo que puede llevar a un metabolismo más eficiente y flexible. Como siempre, es importante recordar que cada cuerpo es único, y lo que funciona bien para una persona puede no ser adecuado para otra. Por lo tanto, se recomienda abordar el ayuno intermitente con un enfoque personalizado y, si es posible, bajo la guía de un profesional de la salud.

Mito 5: "El ayuno intermitente genera estrés"

Este mito surge de la preocupación de que el ayuno intermitente pueda incrementar los niveles de cortisol, la hormona del estrés, y así desencadenar una serie de efectos negativos en el cuerpo. Sin embargo, es importante analizar cómo el ayuno realmente afecta los niveles de cortisol y, por tanto, el estrés.

El cortisol juega un papel crucial en varias funciones del cuerpo. Entre ellas, aumenta los niveles de azúcar en la sangre a través de la gluconeogénesis, incrementa la presión arterial, suprime el sistema inmunológico y facilita el uso de grasas y proteínas como recursos para combatir enfermedades, lesiones y el estrés. En condiciones normales, el cortisol es vital para la salud y el funcionamiento del cuerpo.

Los estudios sobre el impacto del ayuno intermitente en los niveles de cortisol han mostrado que hay poco o ningún cambio significativo en estos niveles durante períodos cortos de ayuno, como los de 24 o incluso 72 horas. Es decir, los periodos típicos de ayuno intermitente no parecen aumentar los niveles de cortisol de manera significativa. Solo cuando el ayuno se extiende más allá de los cuatro días se observa un incremento en los niveles de cortisol, pero incluso entonces, el aumento tiende a ser moderado.

Esto sugiere que el ayuno intermitente, practicado en los intervalos comunes de tiempo, no genera estrés adicional en el cuerpo en términos de incremento de cortisol. De hecho, algunos estudios sugieren que el ayuno intermitente puede tener efectos beneficiosos en la reducción del estrés y la mejora del bienestar general.

Además, el ayuno intermitente puede ofrecer un respiro al sistema digestivo y a otros sistemas del cuerpo, permitiéndoles recuperarse y regenerarse. Esto puede contribuir a una sensación general de bienestar y a la reducción del estrés físico y mental.

Es crucial, sin embargo, abordar el ayuno intermitente con un enfoque consciente y equilibrado. Si se practica de manera excesiva o sin atender a las señales del cuerpo, cualquier forma de ayuno podría potencialmente causar estrés. Por lo tanto, escuchar al cuerpo y adaptar la práctica de ayuno a las necesidades individuales es esencial para mantener un equilibrio saludable y evitar el estrés.

Ell ayuno intermitente, cuando se practica correctamente y en intervalos de tiempo moderados, no solo evita generar estrés adicional sino que también puede contribuir a una mejor gestión del estrés y a un mayor bienestar.

¿Cómo iniciarse correctamente en el Ayuno Intermitente?

Incorporar el ayuno intermitente en tu vida puede ser un cambio significativo, pero con la preparación adecuada, puede convertirse en una práctica gratificante y saludable. Aquí tienes una guía detallada para empezar:

- **Realiza un Chequeo Médico:** Antes de comenzar, es esencial hacerse un chequeo general. Esto te ayudará a entender tu estado de salud actual y a monitorear los cambios que el ayuno intermitente pueda provocar en tus niveles hormonales, grasa corporal y otros indicadores de salud.

- **Estudia los Diferentes Tipos de Ayunos:** Existen varios métodos de ayuno intermitente, como el método 16/8, el ayuno de 24 horas o el método 5:2. Investiga y comprende las particularidades de cada uno para elegir el que mejor se adapte a tus necesidades y estilo de vida.

- **Empieza con un Plan Sencillo:** Inicia con un protocolo de ayuno que te resulte manejable. Por ejemplo, puedes empezar con el método 16/8, donde ayunas durante 16 horas y comes durante un período de 8 horas. A medida que te acostumbres, puedes experimentar con ayunos más largos si lo deseas.

- **Adapta el Ayuno a tu Estilo de Vida:** Si eres deportista o llevas un estilo de vida activo, planifica tus entrenamientos en torno a tus períodos de alimentación. Muchas personas encuentran beneficioso hacer ejercicio justo antes de romper el ayuno.

- **Controla la Ingesta Calórica y la Calidad de los Alimentos:** Durante las ventanas de alimentación, es importante consumir la cantidad adecuada de calorías. Ni demasiado, ni demasiado poco. Además, la calidad de los alimentos es crucial. Evita los alimentos ultra procesados y opta por opciones nutritivas como verduras, frutas, legumbres, semillas y frutos secos.

- **Escucha a tu Cuerpo:** Presta atención a cómo te sientes durante el ayuno. Si experimentas fatiga, debilidad o cualquier otro síntoma preocupante, ajusta tu plan de ayuno o consulta con un profesional de la salud.
- **Mantén la Hidratación:** Bebe suficiente agua durante el día, especialmente durante los períodos de ayuno. Esto ayudará a mantener tu cuerpo hidratado y puede ayudar a manejar los sentimientos de hambre.
- **Prepara a tu Entorno:** Habla con tu familia o compañeros de casa sobre tu decisión de practicar el ayuno intermitente. Su apoyo puede ser valioso en tu viaje.
- **Registra tu Progreso:** Llevar un diario de alimentos y anotar tus sensaciones y progresos puede ser útil para ajustar tu plan de ayuno y mantenerte motivado.

El ayuno intermitente no es una solución única para todos. Puede requerir algunos ajustes y experimentación para encontrar el enfoque que mejor funcione para ti. Con paciencia y persistencia, puedes descubrir un patrón de ayuno que mejore tu salud y bienestar general.

2

ADAPTANDO EL AYUNO INTERMITENTE PARA MUJERES

E l ayuno intermitente ofrece una flexibilidad que puede ser especialmente beneficiosa para las mujeres, teniendo en cuenta sus necesidades y objetivos específicos. Aquí te guiaré sobre cómo implementarlo de manera efectiva.

¿Cuándo Realizar el Ayuno Intermitente?

1. Elige Tu Patrón de Ayuno: El ayuno intermitente no es un enfoque de talla única. Puede variar desde ayunos cortos de 8 horas hasta periodos más largos. Por ejemplo, algunas mujeres pueden optar por el método 5:2, donde dos días a la semana limitan su ingesta a unas 500 calorías, mientras que el resto de la semana comen normalmente.

2. Incorpora el Sueño en Tu Ayuno: Si incluyes las horas de sueño en tu período de ayuno, puedes extenderlo fácilmente a 32-36 horas. Esto puede ser una forma efectiva de aumentar los beneficios del ayuno sin sentir una restricción excesiva durante el día.

3. Personaliza Según Tus Objetivos: El momento y la duración del ayuno deben adaptarse a tus metas personales y estilo de vida. Si buscas mejorar la composición corporal, un ayuno más largo puede ser más efectivo. Si tu objetivo es mantener la energía y el bienestar general, los ayunos más cortos pueden ser más adecuados.

4. Enfócate en la Calidad de la Alimentación: Durante tus días de alimentación, asegúrate de consumir una dieta equilibrada rica en vegetales, proteínas y carbohidratos saludables. Esto garantizará que tu cuerpo reciba los nutrientes necesarios para funcionar de manera óptima.

5. Mantén una Hidratación Adecuada: Durante los períodos de ayuno, es crucial mantenerse bien hidratada. El agua no solo ayuda a manejar los sentimientos de hambre, sino que también es esencial para el funcionamiento saludable del cuerpo.

Expectativas Realistas del Ayuno Intermitente

1. Cambios Observables: Después de unas tres semanas de ayuno intermitente, es probable que comiences a notar cambios. Esto puede incluir mejoras en la masa muscular, ya que el ayuno estimula la hormona del crecimiento y la síntesis proteica, y promueve la autofagia, que es crucial para el mantenimiento de la masa muscular.

2. Reducción de Grasa Corporal: Además de preservar la masa muscular, el ayuno intermitente puede ayudar a reducir la grasa corporal. Esto se debe a que el cuerpo, durante los períodos de ayuno, comienza a utilizar las reservas de grasa como fuente de energía.

3. Mejora en la Salud General: Además de los beneficios físicos, muchas mujeres reportan una mayor claridad mental, mejor digestión y un aumento general en los niveles de energía después de adoptar el ayuno intermitente.

Recuerda que los resultados pueden variar de una persona a otra, y es importante tener expectativas realistas y ser paciente. El ayuno intermitente no es una solución rápida, sino un cambio de estilo de vida que puede ofrecer beneficios sustanciales a largo plazo.

Mejoras Visibles y Beneficios para la Salud con el Ayuno Intermitente

El ayuno intermitente no solo es una herramienta efectiva para gestionar el peso, sino que también aporta una serie de beneficios que mejoran la calidad de vida y la salud en general. Al adoptarlo, puedes esperar ver cambios notables tanto en tu aspecto físico como en tu bienestar general.

Mejoras en la Piel, el Cabello y las Uñas

Piel Más Saludable: Uno de los primeros cambios que muchas personas notan es una mejora significativa en la calidad de su piel. El ayuno intermitente puede ayudar a reparar y rejuvenecer la piel, haciéndola aparecer más tersa, suave y clara. Esto se debe a que el ayuno promueve la regeneración celular y puede reducir la inflamación, lo que resulta en una piel más saludable.

Fortalecimiento de Uñas y Cabello: Además, muchas personas reportan que tanto sus uñas como su cabello se ven más fuertes y saludables. Esto puede ser un resultado directo de una mejor nutrición y una mayor eficiencia en la absorción de nutrientes durante los períodos de alimentación.

Aumento de la Energía y Mejora del Sueño

Niveles de Energía: Contrario a lo que se podría pensar, el ayuno intermitente a menudo resulta en un aumento de los niveles de energía. Al proteger y mejorar la función de las mito-condrias - los centros de energía de nuestras células - el cuerpo se vuelve más eficiente en la producción de energía.

Calidad del Sueño: Varios estudios han indicado que la calidad del sueño puede mejorar con la práctica del ayuno inter-mitente. Esto se debe a una variedad de factores, incluyendo la mejora en la regulación de los niveles de azúcar en sangre y la reducción del estrés en el sistema digestivo. Un sueño más reparador, a su vez, mejora el rendimiento diario y el estado de ánimo.

Beneficios Cardiovasculares y Reducción de Colesterol

Reducción de Colesterol y Triglicéridos: En aproximadamente ocho semanas de práctica regular del ayuno intermitente, muchos experimentan una disminución significativa en los niveles de colesterol y triglicéridos. Esta reducción, que puede ser de hasta un 32%, es beneficiosa tanto para hombres como para mujeres.

Mejora del Sistema Circulatorio: Estos cambios en los niveles de colesterol y triglicéridos tienen un impacto positivo en el sistema circulatorio. Al reducir estos factores de riesgo, el ayuno intermitente puede disminuir las probabilidades de desarrollar enfermedades cardiovasculares, incluyendo problemas como la hipertensión arterial.

El ayuno intermitente no es solo una estrategia para perder peso, sino un camino hacia una mejora integral en la salud y el bienestar. Desde una piel más radiante hasta un corazón más fuerte, los beneficios abarcan todos los aspectos de la salud, mejorando no solo cómo nos vemos, sino cómo nos sentimos y funcionamos en nuestra vida diaria.

El Ayuno de 12 Horas: Un Enfoque Amigable para Principiantes

El ayuno de 12 horas es una excelente manera de introducirse en el mundo del ayuno intermitente, especialmente para aquellos que buscan una transición suave y manejable hacia esta práctica. Este enfoque, que alinea el ayuno con los ciclos naturales de sueño y vigilia, es una forma sencilla de cosechar los beneficios del ayuno sin alterar drásticamente tu rutina diaria.

Cómo Funciona el Ayuno de 12 Horas

Integración con el Ciclo de Sueño: El ayuno de 12 horas aprovecha las horas de sueño como parte del período de ayuno. Por ejemplo, si cenas a las 8 p.m. y desayunas a las 8 a.m. del día siguiente, estarás ayunando durante 12 horas, incluyendo las horas de sueño.

Adaptabilidad a tu Rutina: Esta modalidad es flexible y puede adaptarse fácilmente a diferentes estilos de vida. Puedes planificar tus comidas dentro de un periodo de 12 horas según tu horario y necesidades personales.

Inicio y Progresión Gradual: Los expertos a menudo recomiendan comenzar con este tipo de ayuno para acostumbrarse a la idea del ayuno intermitente. Después de una semana, muchos encuentran que pueden manejar fácilmente este ayuno y comienzan a notar beneficios.

Distribución de Alimentos: Durante el período de alimentación, puedes distribuir tus comidas en dos o tres tomas principales. Esto permite una nutrición adecuada y mantiene la energía durante el día.

Estrategia de Comidas: Una táctica efectiva es almorzar, cenar temprano y retrasar un poco el desayuno del día siguiente. Esta estrategia hace que el ayuno de 12/12 sea fácil de seguir y puede ser practicada varias veces a la semana.

Aprovechamiento de las Horas Nocturnas: La noche se convierte en un aliado para hacer el ayuno más llevadero. Dormir durante la mayor parte del período de ayuno hace que este proceso sea más fácil y menos intrusivo en la vida diaria.

Beneficios y Expectativas

En la primera semana de practicar el ayuno de 12 horas, es posible que comiences a experimentar algunos cambios positivos. Los beneficios varían de persona a persona, pero muchos reportan una mejora en la energía, una mejor digestión y un inicio en la pérdida de peso. Además, esta práctica puede ayudar a mejorar la relación con la comida y fomentar hábitos alimenticios más conscientes y saludables.

El ayuno de 12 horas es una excelente opción para quienes buscan una introducción suave al ayuno intermitente. Ofrece una estructura flexible que se puede adaptar a las necesidades individuales y es una forma efectiva de experimentar los beneficios del ayuno sin realizar cambios drásticos en el estilo de vida.

El Ayuno 16:8: Una Opción Popular de Ayuno Intermitente para las Mujeres

El método 16:8 del ayuno intermitente, popularizado por el nutricionista y especialista en entrenamiento físico Martin Berkhan, se ha convertido en una de las formas más conocidas de esta práctica. Este enfoque se basa en un período de ayuno de 14 a 16 horas, seguido de una ventana de alimentación de 8 a 10 horas cada día.

Cómo Funciona el Ayuno 16:8

Planificación de las Comidas: Este método permite planificar de dos a tres comidas dentro de la ventana de alimentación. La idea es no comer después de la cena y saltar el desayuno del día siguiente. Por ejemplo, si cenas a las 8 de la noche y luego comes a mediodía del día siguiente, habrás completado un ayuno de 16 horas.

Adaptación para Mujeres: Algunos estudios sugieren que las mujeres pueden obtener mejores resultados con ayunos más cortos, de alrededor de 14 a 15 horas. Esto se debe a diferencias en la respuesta metabólica y hormonal.

Adaptación a la Nueva Rutina: Cambiar de un desayuno temprano a un ayuno hasta el mediodía puede ser un desafío al principio, pero con el tiempo, se convierte en una nueva costumbre más manejable y cómoda.

Manejo del Hambre y la Ansiedad: Durante el período de ayuno, se pueden consumir bebidas bajas en calorías, como agua, té, café o jugos ligeros sin azúcar. Estas bebidas pueden ayudar a reducir la sensación de hambre.

Calidad de la Alimentación: Es importante enfocarse en una alimentación saludable durante la ventana de comida, evitando alimentos ultra procesados o con alto contenido calórico. Una dieta equilibrada, rica en proteínas y baja en carbohidratos, puede ser especialmente efectiva.

Ejemplos en la Cultura Popular

El ayuno 16:8 ha ganado popularidad no solo entre los expertos en nutrición y fitness, sino también entre celebridades. Hugh Jackman, por ejemplo, utilizó este método junto con un riguroso entrenamiento físico para su papel en "Wolverine" en 2013. Jackman destacó que el ayuno le ayudó a dormir mejor y a sentirse más energético. Su dieta se centró en alimentos ricos en proteínas y bajos en grasas y carbohidratos, como pechuga de pollo al vapor y vegetales sin sal.

Chris Pratt, conocido por sus papeles en "Guardians of the Galaxy" y "Jurassic World", también compartió en un live de Instagram su experiencia con el ayuno 16/8. Reveló que no consume alimentos desde la cena hasta el mediodía y complementa su rutina con ejercicio cardiovascular matutino.

El ayuno 16:8 es una estrategia flexible y efectiva que se adapta bien a muchos estilos de vida. Ofrece un equilibrio entre la restricción moderada y la libertad de disfrutar de comidas nutritivas y satisfactorias. Al seguir este método, es posible experimentar mejoras en la calidad del sueño, los niveles de energía, y la composición corporal, siempre y cuando se acompañe de una dieta equilibrada y un estilo de vida saludable.

El Ayuno 5:2: Un Método Flexible para el Ayuno Intermitente

El ayuno 5:2, conocido también como la Dieta Rápida, es una variante del ayuno intermitente que ofrece una combinación de flexibilidad y estructura. Este enfoque, popularizado por el periodista británico Michael Mosley, implica comer normalmente durante cinco días y restringir la ingesta calórica durante dos días a la semana.

Cómo Implementar el Ayuno 5:2

Distribución de Calorías: En los días de ayuno, se recomienda que las mujeres limiten su ingesta a 500 calorías, mientras que para los hombres el límite es de 600 calorías. Estas calorías pueden dividirse en dos comidas pequeñas durante el día.

Selección de Alimentos en Días de Ayuno: En los días de ayuno, es aconsejable centrarse en alimentos ricos en proteínas y fibra, como carne, pescado y verduras. Estos alimentos ayudan a sentirse satisfecho y nutrido a pesar de la baja ingesta calórica. Es importante evitar alimentos altos en carbohidratos refinados, como pasta, arroz y patatas, que pueden aumentar el hambre y la insatisfacción.

Alimentación en Días No Restringidos: Durante los cinco días restantes, puedes comer normalmente, siguiendo tus patrones habituales de alimentación, ya sean tres, cuatro o más comidas al día.

Popularidad y Experiencias de Celebridades

Aunque algunos especialistas señalan que no hay estudios concluyentes que demuestren la efectividad del ayuno 5:2, varias celebridades han compartido sus experiencias positivas con este método:

Las Hermanas Jenner: Kendall y Kylie Jenner, conocidas por su trabajo en el mundo de la moda y el entretenimiento, han mencionado el uso del ayuno 5:2 para mantener sus figuras.

Benedict Cumberbatch: El actor, famoso por sus roles en "Sherlock" y "Doctor Strange", ha dicho que practica el ayuno 5:2.

Jennifer López: La actriz y cantante también es una de las celebridades que han adoptado este método de ayuno.

Jimmy Kimmel: El presentador de televisión estadounidense atribuye su significativa pérdida de peso a la Dieta Rápida o ayuno 5:2.

Recomendaciones: El ayuno 5:2 es un enfoque que se adapta bien a quienes buscan una mayor flexibilidad en su régimen de ayuno intermitente. Permite mantener un estilo de vida normal la mayor parte de la semana, mientras se obtienen los beneficios del ayuno en dos días específicos. Al igual que con cualquier plan de ayuno intermitente, es importante enfocarse en una alimentación saludable y equilibrada durante los días de alimentación normal y consultar con un profesional de la salud antes de comenzar, especialmente si se tienen condiciones médicas preexistentes.

El Ayuno Alternante: Un Enfoque Riguroso y sus Implicaciones

El método de ayuno alternante, donde se ayuna un día sí y otro no, es una de las formas más intensas de ayuno intermitente. Esta práctica, que puede incluir no comer nada en absoluto o limitar la ingesta a unas 500 calorías en los días de ayuno, representa un desafío significativo y suele ser más adecuada para quienes ya tienen experiencia con formas más leves de ayuno intermitente.

Características del Ayuno Alternante

Intensidad y Rigor: Este método es notablemente más exigente que otras formas de ayuno intermitente. No se recomienda para principiantes debido a su intensidad.

Variantes del Método: Existen dos variantes principales de este enfoque. La primera implica comer normalmente en un día y luego limitar severamente la ingesta calórica al día siguiente, consumiendo menos de 400 calorías para las mujeres y menos de 500 para los hombres. La segunda variante es similar, pero en los días de ayuno, no se permite la ingesta de alimentos sólidos, limitándose únicamente a líquidos como agua, té y café.

Orígenes y Evidencia Científica

Estudios Iniciales: Los orígenes de la investigación sobre el ayuno alternante se remontan a la década de 1930, con estudios en ratones. En estos estudios, los ratones que recibieron una dieta baja en calorías mostraron una mayor longevidad y mejor salud general.

Investigaciones en Humanos: Estudios posteriores replicaron estos hallazgos en humanos, demostrando beneficios similares. Una dieta baja en calorías en días alternos mostró resultados prometedores en términos de longevidad y mejora en la salud general.

Experiencias y Motivaciones

Atractivo Psicológico: Una de las razones por las que algunas personas se sienten atraídas por este método es la libertad de comer sin restricciones en los días no ayuno. Después de un día completo de ayuno, el día siguiente ofrece una especie de "recompensa", donde se puede comer libremente.

Consideraciones Importantes: A pesar de su potencial para ofrecer resultados rápidos, el ayuno alternante puede ser difícil de sostener a largo plazo debido a su rigor. Es crucial escuchar al cuerpo y asegurarse de que este enfoque no cause efectos negativos, como desequilibrios nutricionales o estrés psicológico.

El ayuno alternante es una práctica poderosa que puede ofrecer beneficios significativos, pero también requiere una consideración cuidadosa y un enfoque equilibrado. Es fundamental abordar este método con un conocimiento completo de sus demandas y estar dispuesto a ajustar o detener la práctica si se presentan desafíos para la salud o el bienestar.

El Ayuno de 24 Horas Semanales: Una Práctica Profunda de Autodisciplina

El ayuno de 24 horas, conocido en inglés como "eat-stop-eat", es un método que implica ayunar durante un día entero, una o dos veces a la semana. Este enfoque, promovido por Brad Pilon, licenciado en nutrición y especialista en acondicionamiento físico, representa una forma intensa pero manejable de ayuno intermitente.

Adaptación Progresiva al Ayuno de 24 Horas

Para las mujeres, es aconsejable comenzar con períodos más cortos de ayuno antes de intentar el ayuno completo de 24 horas. Una forma de adaptarse gradualmente podría ser:

Iniciar con Ayunos de 16 Horas: Comienza ayunando durante 16 horas y luego aumenta gradualmente.

Aumentar el Tiempo de Ayuno: En los días subsiguientes, intenta aumentar el tiempo de ayuno en dos horas, alcanzando las 18 horas. Es importante no ayunar dos días consecutivos y siempre tener un día de descanso entre los ayunos.

Progresar Hasta las 24 Horas: Con el tiempo, y cuando te sientas cómoda, intenta alcanzar las 20 horas de ayuno y, eventualmente, las 24 horas completas.

Cómo Practicar el Ayuno de 24 Horas

Este método se puede implementar de varias maneras, dependiendo de tu preferencia y rutina diaria:

Elección del Período de Ayuno: Puedes empezar después de cualquier comida principal - ya sea después de la cena, el desayuno o el almuerzo. Por ejemplo, si cenas a las 8 p.m. el martes, tu próximo alimento sería la cena del miércoles a la misma hora.

Bebidas Permitidas Durante el Ayuno: Durante las 24 horas de ayuno, evita los alimentos sólidos y opta por líquidos como agua, té y café sin azúcar, o bebidas bajas en calorías.

Consideraciones Importantes

Mantén tu Ingesta Calórica Normal en los Días de No Ayuno: Para asegurar que tu cuerpo reciba la energía y los nutrientes necesarios, es importante comer cantidades normales de comida en los días que no ayunas.

Escucha a tu Cuerpo: Si sientes que el ayuno de 24 horas es demasiado intenso, no dudes en ajustar la duración del ayuno a lo que te resulte más cómodo y sostenible.

Recuperación y Energía: Asegúrate de que en los días de alimentación, consumes una dieta balanceada y nutritiva para ayudar a tu cuerpo a recuperarse y mantenerse saludable.

El ayuno de 24 horas puede ser un desafío significativo, pero también una oportunidad para desarrollar autodisciplina y una comprensión más profunda de tus hábitos alimenticios y necesidades corporales. Al igual que con cualquier método de ayuno intermitente, la clave es encontrar un equilibrio que funcione para ti y tu estilo de vida, siempre priorizando tu salud y bienestar.

Explorando el Ayuno del Guerrero y el Ayuno Crescendo

El Ayuno del Guerrero: Un Método Inspirado en los Antiguos

Ori Hofmekler, un experto en acondicionamiento físico de Israel, introdujo el concepto del "ayuno del guerrero", basado en los hábitos alimenticios de los guerreros de antiguas civilizaciones. Este método involucra ayunar durante el día y cenar abundantemente por la noche, emulando a los guerreros que, según la historia, comían poco durante el día y se alimentaban copiosamente al caer la noche.

¿Cómo Practicarlo?

Durante el Día: Se sugiere consumir pequeñas cantidades de verduras y frutas crudas, manteniendo la ingesta calórica baja y enfocándose en la hidratación y en alimentos ligeros como frutos secos, zanahorias, apio, manzanas o kiwis.

Por la Noche: Una gran comida es el centro de este método. Puede ser una cena rica en proteínas y nutrientes, donde se permite comer hasta la saciedad, siempre manteniendo una alimentación equilibrada.

Progresión y Adaptación: Para las mujeres, se recomienda comenzar con ayunos más cortos y aumentar gradualmente hasta alcanzar la plena práctica del ayuno del guerrero.

El Ayuno Crescendo: Flexibilidad y Equilibrio

El ayuno crescendo es un enfoque más moderado y flexible del ayuno intermitente. Se basa en ayunar durante 12 a 16 horas durante dos o tres días no consecutivos a la semana, permitiendo un descanso y recuperación entre los días de ayuno.

Implementación y Gestión

Alternancia de Días de Ayuno: Por ejemplo, podrías ayunar los miércoles y viernes, asegurándote de no ayunar días seguidos para permitir que tu cuerpo se recupere.

Manejo de la Alimentación Post-Ayuno: Tras un período de ayuno, es importante controlar el impulso de comer en exceso. La disciplina y la moderación son clave en la ventana de alimentación.

La Importancia del Agua: Mantener una hidratación adecuada es fundamental en cualquier método de ayuno intermitente. Bebidas bajas en calorías y sin azúcar, como el té verde y el café, pueden ser consumidas para ayudar a manejar el hambre.

Tanto el ayuno del guerrero como el crescendo ofrecen enfoques interesantes y adaptables para el ayuno intermitente, cada uno con sus particularidades y beneficios. Mientras el ayuno del guerrero se centra en un período de ayuno diurno con una gran comida nocturna, el ayuno crescendo ofrece una flexibilidad que puede ser más fácil de integrar en la vida cotidiana.

Recuerda, la clave del éxito en cualquier forma de ayuno intermitente es la disciplina, la escucha activa de tu cuerpo y la adaptación progresiva. Y no olvides, mantén siempre una botella de agua a mano; es tu mejor compañera en este viaje de ayuno.

3

EL AYUNO INTERMITENTE EN LAS MUJERES Y SUS EFECTOS

E l ayuno intermitente, una práctica que ha ido ganando popularidad, presenta diversos efectos en el organismo, especialmente en mujeres. Es esencial entender estos efectos para abordar el ayuno de una manera que beneficie y no perjudique nuestra salud.

METABOLISMO Y AYUNO Intermitente

Contrario a la creencia popular, el ayuno intermitente no necesariamente ralentiza el metabolismo. De hecho, varios estudios han mostrado que puede haber un ligero aumento en la tasa metabólica. Por ejemplo, The American Journal of Physiology publicó un estudio en el que se observó un incremento del 3,6% en la tasa metabólica después de un ayuno de 48 horas. Además, se ha encontrado que la norepinefrina, una hormona que ayuda a quemar grasa almacenada, aumenta con el ayuno.

. . .

LA CLAVE ESTÁ en no extender los períodos de ayuno a extremos que el cuerpo interprete como inanición. Un ayuno moderado y bien planificado puede, de hecho, ser beneficioso para el metabolismo.

EFECTOS **Hormonales**

Las mujeres, por su naturaleza hormonal, pueden experimentar efectos distintos a los hombres cuando practican el ayuno intermitente. Aunque la mayoría de los estudios se han realizado en animales, se ha observado que en ratas hembras el ayuno prolongado puede alterar los ciclos menstruales y reducir el tamaño de los ovarios. En los machos, se ha visto una disminución en los niveles de testosterona.

ESTOS ESTUDIOS SUGIEREN que el ayuno intermitente podría tener implicaciones en la fertilidad y en el ciclo menstrual. Sin embargo, es crucial recordar que los humanos y los animales reaccionan de manera diferente, y aún no hay evidencia concluyente en humanos sobre estos efectos.

EL AYUNO **Intermitente y la Fertilidad**

Aunque los estudios en humanos son limitados, es razonable ser cautelosos al practicar el ayuno intermitente, especialmente en mujeres que buscan concebir o que tienen preocupaciones relacionadas con la fertilidad. Un enfoque equilibrado y moderado, que evite periodos prolongados de ayuno, podría ser más beneficioso y menos riesgoso.

. . .

CONSIDERACIONES **Importantes**

ESCUCHA A TU CUERPO: Es vital estar atenta a cómo te sientes durante el ayuno. Si experimentas síntomas como fatiga extrema, cambios en el ciclo menstrual o signos de trastornos alimenticios, es importante reconsiderar tu enfoque del ayuno intermitente.

EVITA EXTREMOS: El cuerpo de la mujer está diseñado para protegerse de la inanición. Ayunar de forma extrema puede desencadenar un ciclo de 'hambre y atracón', afectando negativamente el equilibrio hormonal y potencialmente la ovulación y la fertilidad.

CONSULTA CON PROFESIONALES: Antes de comenzar cualquier régimen de ayuno intermitente, especialmente si tienes preocupaciones específicas sobre la fertilidad o la salud hormonal, es aconsejable hablar con un profesional de la salud.

EL AYUNO INTERMITENTE, cuando se hace correctamente, puede ser una herramienta poderosa para mejorar la salud y el bienestar. Sin embargo, es crucial abordarlo con una comprensión clara de cómo puede afectar el cuerpo, especialmente en las mujeres. Un enfoque equilibrado, que escuche las señales del cuerpo y evite los extremos, es esencial para asegurar que los beneficios del ayuno superen cualquier riesgo potencial.

RECONOCIENDO **los Signos de Desequilibrio Hormonal**

. . .

EN LA VIDA de toda mujer, los desequilibrios hormonales pueden manifestarse de varias maneras, algunas de las cuales son particularmente sensibles a las prácticas de ayuno. Estos incluyen síntomas como fatiga persistente, inflamación sin causa aparente, dolores de cabeza frecuentes, irregularidades en los ciclos menstruales y un estado de ánimo deprimido o alterado. Estos signos son indicativos de que algo en el cuerpo necesita atención y posiblemente un enfoque diferente en términos de dieta y estilo de vida.

EFECTOS DEL AYUNO Intermitente en una Vida Estresada

VIVIMOS en una era de agitación constante, donde el estrés se ha convertido en una parte normal de nuestra vida diaria. Este estrés crónico eleva los niveles de cortisol, la hormona del estrés, que desempeña un papel crucial en nuestro bienestar general y particularmente en la gestión del peso.

PARA MUCHAS MUJERES, la lucha por perder peso se complica aún más por los niveles elevados de cortisol provocados por el estrés. Esto puede llevar a un ciclo frustrante de dietas y ejercicios sin ver resultados significativos, lo que a su vez puede generar aún más estrés.

EL IMPACTO del Cortisol en el Cuerpo

. . .

EL CORTISOL, liberado en respuesta al estrés, no solo afecta la capacidad de perder peso, sino que también puede promover la acumulación de grasa. Cuando estamos estresados, el hipotálamo en nuestro cerebro envía señales a las glándulas suprarrenales para liberar cortisol, lo que aumenta los niveles de azúcar en sangre y la presión arterial, preparando al cuerpo para una respuesta de "lucha o huida".

ADEMÁS DEL ESTRÉS PSICOLÓGICO, el estrés físico como el ejercicio excesivo, la falta de descanso adecuado o los niveles fluctuantes de azúcar en la sangre también pueden elevar los niveles de cortisol. Esto significa que el estrés puede ser causado no solo por preocupaciones cotidianas, sino también por un descanso insuficiente y el agotamiento de nuestra energía corporal.

AYUNO INTERMITENTE: **Un Enfoque Disciplinado para la Gestión del Estrés**

INCORPORAR el ayuno intermitente en nuestras vidas podría ser un camino para reducir el estrés y sus efectos en el cuerpo. Al adoptar el ayuno intermitente, aprendemos a ser más disciplinados en nuestros hábitos alimenticios y a gestionar mejor nuestras reservas de energía.

PARA LAS MUJERES, abordar el ayuno intermitente puede requerir un enfoque distinto al de los hombres, dada la mayor complejidad en lograr resultados positivos debido a los desequilibrios hormonales y el estrés. Sin embargo, con disciplina y una meta claramente definida, el ayuno intermitente puede ser una herramienta poderosa para mejorar la salud general y reducir los niveles de estrés.

ESTABLECIENDO Objetivos en el Ayuno Intermitente

CUALQUIER MUJER que se embarque en el viaje del ayuno intermitente debería comenzar estableciendo metas claras. Estas metas deben ser realistas y sostenibles, enfocándose no solo en la pérdida de peso, sino también en mejorar la calidad de vida y reducir el estrés. El ayuno intermitente enseña disciplina y auto-conciencia, herramientas valiosas para cualquier mujer que busca mejorar su salud y bienestar.

BENEFICIOS DEL AYUNO Intermitente para Mujeres Estresadas y Atletas

EL AYUNO intermitente no es solo una tendencia, sino una práctica respaldada por la ciencia que aporta beneficios tanto para la salud general como para quienes llevan un estilo de vida enfocado en la condición física y el fitness.

BENEFICIOS PARA MUJERES Estresadas

PÉRDIDA DE PESO: El ayuno intermitente ayuda a quemar grasa almacenada al reducir la ingesta de glucosa, lo que obliga al cuerpo a utilizar las reservas de grasa como fuente de energía. A medida que se avanza en el ayuno, la sensación de hambre puede disminuir, gracias a la regulación de la leptina, la hormona que nos indica cuándo estamos saciados.

SALUD INTESTINAL MEJORADA: Existe evidencia de que el ayuno intermitente puede tener efectos positivos en diversas afecciones intestinales, mejorando síntomas como diarrea, náuseas y dolor abdominal. Esto es especialmente relevante para quienes sufren de síndrome del intestino irritable.

MEJORA en el Sueño y el Rendimiento Diario: La práctica del ayuno puede conducir a una disminución de la excitación durante el sueño, mejorando la calidad del descanso nocturno y, por ende, aumentando la energía y el rendimiento durante el día.

SALUD DE LA PIEL: El ayuno intermitente puede favorecer el proceso de cicatrización de la piel, reducir el acné y aliviar los síntomas de urticaria crónica y dermatitis de contacto.

ESTOS BENEFICIOS, en conjunto, pueden llevar a una reducción del estrés y a un aumento en la autoestima y el bienestar general, lo que genera un círculo virtuoso de salud y felicidad.

AYUNO INTERMITENTE y Fitness Femenino

En el mundo del fitness, el ayuno intermitente se ha vuelto

popular por su capacidad para ayudar en la pérdida de grasa y el mantenimiento o aumento de la masa muscular.

PROTOCOLO LEAN GAINS (16/8): Este método, que implica 16 horas de ayuno seguidas por una ventana de alimentación de 8 horas, ha demostrado ser efectivo en la pérdida de grasa y el aumento de la masa muscular cuando se combina con entrenamiento físico.

ADAPTACIONES PARA MUJERES: Para las mujeres, se sugiere una adaptación del ayuno 16/8 a un enfoque 14/10, con un ayuno de 14 horas y una ventana de alimentación de 10 horas. Esto se debe a la mayor sensibilidad de las mujeres a los efectos secundarios del ayuno prolongado.

EJEMPLO DE RUTINA: Imaginemos que comienzas a ayunar a las 6 de la tarde del lunes y rompes el ayuno a las 7 de la mañana del martes, manteniendo la ventana de alimentación hasta las 4 de la tarde. Este horario permite acomodar tanto las necesidades nutricionales como las rutinas de entrenamiento, favoreciendo el desarrollo muscular y la fuerza con una mínima acumulación de grasa.

ADAPTADO a las necesidades y sensibilidades de las mujeres, puede ser una herramienta poderosa tanto para mejorar la salud general como para alcanzar objetivos específicos en el fitness. No obstante, es importante recordar que cada persona es única y puede requerir ajustes personalizados para maximizar los beneficios y minimizar los riesgos.

. . .

INTEGRANDO el Ayuno Intermitente con un Estilo de Vida Activo

MARTIN BERKHAN, un defensor del ayuno intermitente, sugiere que la combinación de este régimen con un entrenamiento físico adecuado puede ser extremadamente beneficiosa. Aquí exploraremos cómo esta integración puede optimizar tanto la salud física como mental.

ENTRENAMIENTO Y AYUNO Intermitente

Enfoque en Entrenamientos de Alta Intensidad: Para aquellas que practican el ayuno intermitente 16/8, Berkhan aconseja entre 3 y 4 días de entrenamiento por semana, enfocándose en ejercicios multiarticulares y básicos. Esto podría incluir rutinas de cuerpo completo o dividir los entrenamientos en torso y pierna, incorporando ejercicios como peso muerto, sentadillas y dominadas.

DIVERSIDAD EN LAS ACTIVIDADES FÍSICAS: Además del entrenamiento con pesas, deportes de alta intensidad como Pilates, yoga, ballet, crossfit, body combat, pole dance, trx y running también son excelentes para aumentar la masa muscular. Estas actividades no solo mejoran la fuerza y la condición física, sino que también aportan variedad y disfrute al régimen de ejercicio.

TESTIMONIOS DE CELEBRIDADES

El ayuno intermitente ha ganado popularidad no solo entre los expertos en salud y fitness, sino también entre las celebridades.

Vanessa Hudgens, por ejemplo, ha compartido cómo el ayuno intermitente 16/8 transformó su cuerpo. Combinando el ayuno con rutinas de ejercicios y una alimentación saludable baja en carbohidratos, Hudgens experimentó resultados positivos que la dejaron satisfecha y feliz.

Nicole Kidman y Halle Berry son otras celebridades que han adoptado el ayuno 16/8. Sus experiencias resaltan cómo, con constancia y disciplina, es posible alcanzar una figura envidiable sin sacrificar la salud o el bienestar.

Ayuno Intermitente: Flexibilidad y Balance

Un aspecto crucial del ayuno intermitente es su flexibilidad. No se trata de seguir una dieta rígida, sino de comprender cuándo y cómo alimentarse. Incluso indulgencias ocasionales como una pizza o una copa de vino pueden encajar en este estilo de vida, siempre que se mantenga el equilibrio y la moderación.

Salud, Belleza y Felicidad

La práctica del ayuno intermitente, combinada con un enfoque activo y saludable hacia la alimentación y el ejercicio, puede conducir a una mejora significativa en la salud y la apariencia física. Este camino no solo es sobre verse bien, sino también sobre sentirse bien, manteniendo la vitalidad y la alegría de vivir.

Ayuno Intermitente Durante la Lactancia

. . .

EL INTERÉS por retomar la forma física después del embarazo es común en muchas mujeres. Sin embargo, la práctica del ayuno intermitente durante la lactancia requiere una consideración especial debido a las necesidades nutricionales únicas de este período.

AYUNO INTERMITENTE Y LACTANCIA: **Una Combinación Desafiante**

DEMANDA NUTRICIONAL DURANTE LA LACTANCIA: La lactancia es un período en el que el cuerpo de la mujer requiere una nutrición óptima para apoyar tanto su propia recuperación como el desarrollo saludable del bebé. Las madres lactantes necesitan un aumento significativo en su ingesta calórica, especialmente si la lactancia materna es la única fuente de nutrición para el bebé.

RIESGOS DE RESTRICCIÓN ALIMENTARIA: La práctica del ayuno intermitente, que implica abstenerse de ingerir alimentos sólidos durante varias horas, puede no ser adecuada durante la lactancia. La restricción de alimentos y líquidos puede afectar negativamente el suministro de leche, la nutrición y la hidratación del bebé, así como la energía y el bienestar de la madre.

NECESIDAD DE CALORÍAS ADICIONALES: Dependiendo del peso, metabolismo y nivel de actividad de la madre, así como de la demanda de lactancia del bebé, se pueden requerir hasta 500 calorías adicionales por día. Esta necesidad hace que el ayuno intermitente no sea recomendable durante la lactancia.

· · ·

ALTERNATIVAS Saludables para Madres Lactantes

NUTRICIÓN **Basada en Alimentos Orgánicos y Ricos en Nutrientes:** En lugar de centrarse en el ayuno, las madres lactantes deben enfocarse en una dieta rica en grasas saludables, proteínas y otros nutrientes esenciales. Esto garantiza que el bebé reciba un inicio nutricional óptimo y apoya la salud y la recuperación de la madre.

CONSIDERAR EL AYUNO INTERMITENTE POST-LACTANCIA: Una vez finalizado el período de lactancia, las madres pueden explorar el ayuno intermitente como una estrategia para abordar los cambios de peso posparto. Es importante hacerlo gradualmente y bajo la guía de un profesional de la salud.

LA PRIORIDAD durante la lactancia debe ser la nutrición adecuada y el bienestar tanto de la madre como del bebé. Aunque el ayuno intermitente puede ser tentador como una forma rápida de perder peso después del embarazo, es crucial reconocer las necesidades únicas de este período y abordar la pérdida de peso de una manera que no comprometa la salud.

EL AYUNO Intermitente Durante la Menopausia

EN EL VIAJE de la vida de una mujer, la menopausia marca un período de cambio significativo. Durante esta etapa, el cuerpo experimenta una transformación hormonal que puede influir en cómo reaccionamos al ayuno intermitente.

Adaptación del Ayuno **Intermitente a la Menopausia**

Cambios Hormonales y Sus Efectos: La menopausia conlleva una serie de cambios hormonales que pueden afectar cómo el cuerpo responde al ayuno. Mientras algunas mujeres pueden encontrar que el ayuno intermitente alivia los síntomas del climaterio, otras pueden experimentar efectos secundarios que magnifican los cambios menopáusicos.

Escucha Activa del Cuerpo: Es fundamental estar atentas a las señales que nuestro cuerpo nos envía durante el ayuno. La aparición de síntomas inusuales o molestos puede ser una indicación de que necesitamos ajustar o detener el ayuno.

Enfoque Gradual: Para las mujeres en la menopausia, es aconsejable comenzar con protocolos de ayuno más cortos, como el 12/12, y aumentar gradualmente la duración del ayuno en función de cómo nos sintamos.

Importancia de la Hidratación: Mantenerse hidratadas durante el ayuno es crucial. El agua no solo ayuda a disminuir la sensación de hambre, sino que también reduce el riesgo de efectos secundarios como mareos o dolores de cabeza.

· · ·

Dieta Equilibrada y Ejercicio: Combinar el ayuno intermitente con una dieta balanceada y ejercicio regular puede ser beneficioso para controlar el peso, reducir la pérdida de masa ósea y aliviar los síntomas menopáusicos.

Reflexiones sobre el Ayuno y la Menopausia

Autoconocimiento y Aceptación: Es esencial reconocer y aceptar nuestros límites. Si el ayuno intermitente se vuelve demasiado desafiante, no hay razón para autocriticarse o juzgarse. Cada mujer es única y su respuesta al ayuno puede variar.

Manejo de la Ansiedad y la Alimentación Compulsiva: Algunas mujeres pueden experimentar un aumento en la ansiedad y una tendencia a comer compulsivamente durante las ventanas de alimentación. Es importante estar atentas a estos comportamientos y buscar alternativas si el ayuno intermitente no resulta adecuado.

Exploración de Alternativas: Si el ayuno intermitente no se adapta a tus necesidades, existen otros métodos que pueden ser más adecuados. Lo importante es encontrar un camino que se alinee con tu salud y bienestar.

El ayuno intermitente durante la menopausia puede ser un camino valioso para mejorar la salud y el bienestar, pero debe abordarse con cuidado, atención y respeto por las necesidades individuales de cada mujer. Si decides explorar el ayuno intermitente, hazlo con una mente abierta, escuchando a tu cuerpo y ajustando la práctica a tus necesidades personales.

LA MENOPAUSIA ES un período de transición significativo en la vida de una mujer, marcado por cambios hormonales que pueden influir en la manera en que el cuerpo reacciona a diferentes regímenes de alimentación, incluido el ayuno intermitente. Este enfoque puede ofrecer beneficios, pero también requiere adaptaciones específicas para abordar los desafíos únicos de esta etapa.

COMPRENDER LOS CAMBIOS **Hormonales**

Durante la menopausia, el cuerpo experimenta una disminución en hormonas como el estrógeno y la progesterona. Estos cambios pueden afectar el metabolismo, el estado de ánimo, el peso corporal y la composición. El ayuno intermitente puede interactuar con estos cambios de diversas maneras:

METABOLISMO: La reducción de ciertas hormonas puede ralentizar el metabolismo. El ayuno intermitente, al modificar los patrones de alimentación, podría ayudar a reactivar el metabolismo.

PÉRDIDA DE PESO: Muchas mujeres experimentan aumento de peso durante la menopausia. El ayuno intermitente puede ser una estrategia efectiva para gestionar el peso, siempre que se haga de manera saludable y controlada.

. . .

Salud Ósea: La disminución de estrógeno puede afectar la densidad ósea. Es importante asegurarse de que la dieta contenga suficiente calcio y vitamina D, especialmente si se practica el ayuno intermitente.

Adaptando el Ayuno a la Menopausia

Inicio Gradual: Comenzar con un ayuno más suave, como el método 12/12, puede ayudar al cuerpo a adaptarse sin estrés adicional. Dependiendo de cómo te sientas, puedes aumentar gradualmente la duración del ayuno.

Escucha a tu Cuerpo: Presta atención a cómo te sientes durante el ayuno. Si experimentas fatiga, irritabilidad o cualquier otro síntoma preocupante, podría ser necesario ajustar tu enfoque.

Hidratación y Nutrición Adecuada: Mantenerse hidratada y asegurarse de consumir una dieta rica en nutrientes durante las ventanas de alimentación es crucial. Esto incluye alimentos ricos en fibra, proteínas, grasas saludables y micronutrientes esenciales.

Enfoque en el Bienestar Integral

Manejo del Estrés y Ejercicio: Combinar el ayuno intermitente con prácticas de manejo del estrés y ejercicio regular puede maximizar los beneficios. Actividades como el yoga, la caminata y la natación pueden ser especialmente beneficiosas.

Consulta Profesional: Antes de comenzar con el ayuno intermitente, es recomendable consultar a un profesional de la salud, especialmente si tienes condiciones de salud preexistentes o estás tomando medicamentos.

El ayuno intermitente durante la menopausia no es una solución única para todas. Cada mujer experimentará esta etapa de manera diferente, y lo que funciona para una persona puede no ser adecuado para otra. La clave es encontrar un equilibrio que apoye tanto la salud física como la emocional, permitiendo vivir esta etapa de la vida con energía, salud y satisfacción.

4

CÓMO EL AYUNO INTERMITENTE TRANSFORMA TU CUERPO

El Fascinante Viaje de la Quema de Grasa

Imagínate por un momento tu cuerpo como una maquinaria perfecta, un espectáculo de eficiencia y sabiduría. Cada vez que comemos, nuestro cuerpo, como un artista experto, maneja la energía que le proporcionamos. Parte de esta energía se utiliza de inmediato, mientras que el exceso se almacena cuidadosamente para momentos futuros, gracias a un director de orquesta llamado insulina. Este proceso es un ballet metabólico: la insulina eleva el telón, permitiendo que la energía excedente se transforme en glucógeno en el hígado o se convierta en grasa para ser almacenada en nuestro cuerpo.

El Ayuno Intermitente: Un Giro en la Trama

Ahora, cuando ayunamos, se produce un cambio fascinante. La insulina, esa hormona diligente, disminuye sus niveles, enviando una señal clara al cuerpo: es hora de hacer uso de esas reservas energéticas. Como una orquesta que cambia su melodía, nuestro cuerpo empieza a utilizar la glucosa almacenada, quemando esa energía reservada como si fuera leña en una fogata invernal.

Pensemos en los leones, reyes de la selva, que en épocas de abundancia comen hasta saciarse, mientras que en tiempos de escasez, su cuerpo sabiamente utiliza las reservas de grasa para sobrevivir. Aquí reside la magia del ayuno intermitente: no es un enemigo de nuestra salud, sino un aliado natural en el manejo de la energía corporal.

Hidratación y Nutrición: Los Pilares del Ayuno Saludable

Para que esta práctica sea un éxito, es esencial mantener una hidratación regular y asegurarse de que, durante las ventanas de alimentación, se consuman las calorías y proteínas necesarias. Esto evitará caer en la trampa de la desnutrición y asegurará que tu cuerpo tenga todo lo que necesita para funcionar de manera óptima.

La Combinación Ganadora: Ayuno y Ejercicio

Si tu objetivo es acelerar la pérdida de esa grasa extra, la clave está en la sinergia entre el ayuno intermitente y el ejercicio. Imagina esta combinación como un dúo dinámico: por un lado, el ayuno intermitente afinando tu metabolismo, y por el otro, el ejercicio potenciando la quema de grasa. Juntos, son la fórmula perfecta para lograr un cuerpo más tonificado y saludable.

La Simbiosis entre el Ayuno Intermitente y el Ejercicio

Imaginemos por un momento que nuestro cuerpo es un lienzo, y el ayuno intermitente junto con el ejercicio son los pinceles con los que pintamos un retrato de salud y vitalidad. Esta combinación no es solo una estrategia para perder peso, es una danza armoniosa que mejora nuestro bienestar general.

El Ejercicio: El Complemento Ideal del Ayuno Intermitente

Metabolismo en Acción: Durante el ayuno, nuestro metabolismo se ajusta para quemar grasa. Al añadir ejercicio a esta ecuación, aceleramos este proceso. Es como si encendiéramos los motores de un coche de carreras: el ayuno prepara el motor, y el ejercicio pisa el acelerador.

Efecto Potenciador del Ejercicio: Cuando hacemos ejercicio en estado de ayuno, nuestro cuerpo ya ha comenzado a quemar grasa como fuente de energía. Al ejercitarnos, intensificamos este proceso, llevando la quema de grasa a un nivel superior. Es como surfear una ola gigante: el ayuno te lleva al pico de la ola, y el ejercicio te ayuda a cabalgarla con maestría.

Beneficios Múltiples: Esta simbiosis va más allá de la pérdida de peso. Mejora la resistencia, la fuerza y la composición corporal. Los músculos se tonifican y fortalecen, la resistencia aumenta y nos sentimos más ágiles, más vivos.

Un Impacto Profundo en la Salud Mental: No olvidemos el impacto del ejercicio en nuestra mente. Reduce el estrés, mejora el estado de ánimo y aumenta la sensación de bienestar. En combinación con el ayuno, nos ayuda a desarrollar una relación más profunda y consciente con nuestro cuerpo y nuestras necesidades.

Cómo Integrar el Ejercicio en el Ayuno Intermitente

Encuentra Tu Ritmo: No hay una receta única para todos. Algunas personas prefieren ejercitarse al final de su período de ayuno, otras al principio. Escucha a tu cuerpo y encuentra el momento que mejor se adapte a ti.

Variedad de Actividades: Desde yoga y pilates para una aproximación más suave, hasta HIIT o levantamiento de pesas para un enfoque más intenso. La clave está en encontrar actividades que disfrutes y que complementen tu rutina de ayuno.

Escucha a tu Cuerpo: Presta atención a cómo te sientes antes, durante y después del ejercicio. Si te sientes débil o mareado, ajusta tu enfoque. Tal vez necesites un snack ligero antes de ejercitarte o cambiar el momento del día en que haces ejercicio.

Ejemplo de Rutina de Ejercicios Semanal para Mujeres Complementaria al Ayuno Intermitente

Imagina que tu semana es un lienzo en blanco, y esta rutina de ejercicios es la paleta de colores con la que vas a crear un hermoso cuadro de salud y bienestar. Esta rutina está diseñada para complementar tu práctica de ayuno intermitente, ayudándote a maximizar los beneficios mientras mantienes tu cuerpo y mente en armonía.

Lunes: Cardio y Fuerza Ligera

Mañana: Inicia la semana con una sesión de cardio moderado. Puedes optar por 30 minutos de jogging, bicicleta o una clase de baile aeróbico. El objetivo es elevar tu ritmo cardíaco y activar tu metabolismo.

Tarde/Noche: Dedica 20 minutos a ejercicios de fuerza ligera. Incluye movimientos como sentadillas, lunges y planchas. Realiza 2-3 series de 10-15 repeticiones por ejercicio.

Martes: Yoga o Pilates

Mañana o Tarde: Participa en una clase de yoga o pilates de 60 minutos. Estas prácticas son excelentes para mejorar la flexibilidad, fortalecer el núcleo y calmar la mente, lo que es especialmente beneficioso durante los períodos de ayuno.

Miércoles: Descanso Activo

Durante el Día: Opta por una caminata tranquila o una actividad suave que disfrutes. Es un día para permitir que tu cuerpo se recupere mientras sigues moviéndote.

Jueves: Entrenamiento de Alta Intensidad (HIIT)

Tarde/Noche: Realiza una sesión de HIIT de 30 minutos. Esto puede incluir circuitos de ejercicios como jumping jacks, burpees, y sprints. El HIIT es excelente para quemar grasa y mejorar la resistencia cardiovascular.

Viernes: Entrenamiento de Fuerza

Mañana o Tarde: Dedica esta sesión a un entrenamiento de fuerza más intenso. Incluye ejercicios como press de pecho, remo con mancuernas y curl de bíceps. Realiza 3-4 series de 8-12 repeticiones por ejercicio.

Sábado: Actividad Recreativa

Durante el Día: Elige una actividad que te encante, como una caminata en la naturaleza, natación, o incluso una clase de baile. La idea es disfrutar del movimiento sin la estructura de un entrenamiento formal.

Domingo: Descanso Total

Todo el Día: Dedica este día al descanso completo. Es vital darle a tu cuerpo y mente un descanso total para recuperarse y prepararse para la siguiente semana.

Notas Importantes

Hidratación: Bebe suficiente agua, especialmente en los días de entrenamiento intenso.

Nutrición: Asegúrate de que tu alimentación en las ventanas de comida sea rica en nutrientes, para apoyar tu recuperación y proporcionar la energía necesaria para tus entrenamientos.

Escucha a tu Cuerpo: Ajusta la intensidad y la duración de los ejercicios según cómo te sientas. El ayuno intermitente puede afectar a cada persona de manera diferente, así que es crucial prestar atención a las señales de tu cuerpo.

El Impacto del Ayuno Intermitente en la Producción de Hormonas

La Delicada Danza Hormonal y el Ayuno Intermitente

El ayuno intermitente es como un baile con nuestras hormonas, especialmente en las mujeres cuya sensibilidad hormonal puede responder de forma única a las señales de hambre. Este delicado equilibrio hormonal incluye la leptina, una hormona esencial conocida como la "policía del apetito", que regula nuestra ingesta de alimentos y promueve el gasto de energía. Cuando nos adentramos en el mundo del ayuno, esta hormona juega un papel crucial, pues su equilibrio se ve afectado por los patrones de alimentación y ayuno.

Hormona de Crecimiento: La Fuente de la Juventud

Con la edad, la producción de la hormona del crecimiento, o HGH (Human Growth Hormone), disminuye, lo que puede hacer más desafiante la pérdida de peso y el mantenimiento de una buena forma física. Esta hormona, generada por la glándula pituitaria - un órgano diminuto escondido bajo nuestro cerebro - es esencial para numerosas funciones corporales, incluyendo el crecimiento muscular, la reparación de tejidos y, lo que es más intrigante, el proceso de envejecimiento.

Ayuno Intermitente: Un Impulso para la HGH

Lo fascinante del ayuno intermitente es su capacidad para aumentar naturalmente la producción de HGH. Mientras que el ejercicio físico es un método conocido para estimular esta hormona, el ayuno ofrece una alternativa más sencilla y con menos restricciones. Durante los periodos de ayuno, se ha descubierto que la producción de HGH puede aumentar hasta en un 1.300 % en mujeres y un impresionante 2.000 % en hombres. Este aumento no solo mejora la pérdida de peso y la tonificación muscular, sino que también puede desacelerar algunos aspectos del proceso de envejecimiento.

La Hormona de Crecimiento y la Pérdida de Peso

La HGH no solo ayuda en el crecimiento y reparación de tejidos, sino que también juega un papel vital en la quema de grasa. Esto ayuda a explicar por qué el ayuno intermitente es tan efectivo en la pérdida de peso. Al ayunar, no solo estamos dando un respiro a nuestro sistema digestivo, sino que también estamos encendiendo el horno de quema de grasa de nuestro cuerpo, gracias a la hormona del crecimiento.

El Ayuno Intermitente y las Hormonas

El ayuno intermitente se revela como un aliado poderoso en la regulación hormonal, particularmente en lo que respecta a la leptina y la HGH. Este delicado equilibrio hormonal puede ser la clave para mantenernos jóvenes, enérgicos y en un peso saludable. Al igual que en un baile, es crucial encontrar el ritmo y el estilo que mejor se adapten a nuestro propio cuerpo y necesidades.

El Ayuno Intermitente y la Prevención de la Resistencia a la Insulina

Una Luz de Esperanza en la Prevención de la Diabetes

Imaginemos que nuestro cuerpo es como un país en el que la insulina es el sistema de transporte, llevando la glucosa, esa valiosa fuente de energía, a todos los rincones del organismo. En personas con diabetes, este sistema enfrenta desafíos: o bien la insulina no se produce en cantidad suficiente, o el cuerpo se vuelve resistente a su acción, resultando en niveles elevados de azúcar en sangre.

El Impacto del Ayuno Intermitente en la Regulación del Azúcar

Niveles de Azúcar en Sangre y Ayuno: En personas sin diabetes, los niveles de azúcar en sangre se mantienen en un rango estrecho y saludable durante el día. Pero en personas con diabetes tipo 2, estos niveles pueden ser significativamente más altos. Aquí es donde el ayuno intermitente puede ser un aliado, ya que se ha observado que mejora la sensibilidad a la insulina y ayuda a regular los niveles de azúcar en sangre.

Estudios y Resultados: Se han realizado estudios que muestran cómo el ayuno intermitente puede disminuir la resistencia a la insulina y reducir el riesgo de desarrollar diabetes tipo 2. Por ejemplo, en un estudio donde los participantes practicaron ayunos de 24 horas, se observó una disminución significativa en la resistencia a la insulina. En otro estudio, sin embargo, se encontró que el ayuno intermitente no tuvo el mismo efecto en mujeres, lo que sugiere que los beneficios del ayuno pueden variar según el género.

La Diabetes y el Ayuno Intermitente: No Es una Solución Única

Es importante destacar que el ayuno intermitente no es una cura milagrosa. Si bien puede ayudar a regular los niveles de glucosa y a prevenir la diabetes en algunos casos, es esencial continuar con los tratamientos prescritos y consultar regularmente con un médico, especialmente en casos de diabetes ya diagnosticada.

En Resumen: Un Enfoque Cauteloso y Personalizado

El ayuno intermitente puede ser una herramienta valiosa en la prevención de la resistencia a la insulina y la diabetes tipo 2, pero debe abordarse con cuidado y bajo supervisión médica. Es vital recordar que cada cuerpo responde de manera diferente, y lo que funciona para uno puede no ser adecuado para otro.

El Ayuno Intermitente y la Prevención de Enfermedades Cardíacas

El Ayuno Intermitente como Escudo Protector del Corazón

El corazón, ese motor vital que nos mantiene vivos, puede verse afectado negativamente por enemigos silenciosos como el colesterol alto y los triglicéridos. Estos factores, junto con la tensión arterial elevada, son los villanos ocultos detrás de las enfermedades cardiovasculares. Pero aquí es donde el ayuno intermitente entra en escena, como un héroe discreto pero poderoso.

Mejorando el Perfil Lipídico y Reduciendo Riesgos

Un Aliado Contra el Colesterol y los Triglicéridos: El ayuno intermitente tiene el asombroso poder de mejorar nuestro perfil lipídico. No solo reduce los niveles de triglicéridos y mantiene a raya el colesterol bueno, sino que también transforma el colesterol malo en una versión menos dañina, incrementando el tamaño de sus partículas.

Evidencia Científica: Investigaciones han confirmado que el ayuno intermitente beneficia tanto a hombres como a mujeres en la regulación del colesterol. Un estudio realizado en la Universidad de Illinois, por ejemplo, reveló que en personas con obesidad, el ayuno intermitente logró reducir los triglicéridos en un 32% y el colesterol malo en un 25% en solo 8 semanas. Además, se observó una disminución del 6% en la presión arterial.

Más que Solo Reducción de Colesterol

Efectos en la Presión Arterial y el Ritmo Cardíaco: El ayuno intermitente no solo se enfoca en el colesterol y los triglicéridos. También colabora en la disminución de la presión arterial y puede ayudar a regular el ritmo cardíaco en reposo.

Balance entre el Colesterol Bueno y el Malo: Además de reducir el LDL (colesterol malo), el ayuno intermitente ayuda a aumentar los niveles de HDL (colesterol bueno), creando un equilibrio beneficioso para la salud del corazón.

Un Enfoque Integral para la Salud del Corazón

Consultas Médicas y Tratamientos: Es fundamental recordar que el ayuno intermitente no debe reemplazar los tratamientos médicos convencionales para el colesterol alto y los triglicéridos. Siempre es recomendable consultar con un médico antes de iniciar o modificar cualquier régimen de ayuno, especialmente si ya se está en tratamiento por problemas cardiovasculares.

Un Complemento, no un Sustituto: El ayuno intermitente puede ser un excelente complemento para mejorar la salud cardiovascular, pero debe integrarse en un enfoque holístico que incluya medicación (si es necesaria), una dieta equilibrada y ejercicio regular.

El Ayuno Intermitente y la Revitalización del Metabolismo

Descubriendo el Poder Metabólico del Ayuno Intermitente

El metabolismo, esa maravillosa maquinaria que transforma alimentos y bebidas en la energía necesaria para vivir, varía de una persona a otra. Es un proceso complejo y fascinante, y aquí es donde el ayuno intermitente juega un papel intrigante.

El Ayuno Intermitente: Un Estímulo para tu Metabolismo

Aumento Metabólico Mediante Hormonas: Durante el ayuno, se libera noradrenalina y orexina, hormonas que pueden causar un ligero aumento en el metabolismo. Este efecto fue observado en estudios donde el ayuno se practica de forma planificada, con días intercalados de descanso.

Desaceleración del Metabolismo: Contrario a la creencia popular, el metabolismo solo se ralentiza después de períodos prolongados sin comer. El ayuno intermitente, al alternar días de ayuno con días de alimentación normal, no induce una desaceleración metabólica significativa.

Adaptación y Cambio Hormonal: Al iniciar el ayuno intermitente, el cuerpo experimenta una etapa de adaptación. Este cambio en los hábitos alimenticios conlleva a una alteración hormonal que, sorprendentemente, puede acelerar el metabolismo, optimizando así la quema de calorías.

Estudios y Hallazgos: Una Perspectiva Más Amplia

Metabolismo en Reposo: Diversos estudios han demostrado que el ayuno puede mantener e incluso acelerar ligeramente el metabolismo en reposo. Es en los ayunos más intensos y prolongados donde se observan efectos catabólicos, es decir, un mayor ahorro de energía.

Comparativa de Patrones de Comida: En un estudio con adultos sanos que consumían la misma cantidad de calorías, pero divididos en diferentes patrones de alimentación, se descubrió que aquellos que comían una sola comida grande en lugar de varias pequeñas, experimentaban una mayor pérdida de grasa corporal.

Un Enfoque Equilibrado: Ayuno Intermitente y Metabolismo

La Clave es la Moderación: El ayuno intermitente no ralentiza el metabolismo; por el contrario, puede ser un aliado en su activación. Sin embargo, es crucial practicarlo con moderación y siempre escuchando a nuestro cuerpo.

Personalización del Ayuno: Cada persona es única, y lo que funciona para una puede no ser ideal para otra. Adaptar el ayuno a tus necesidades personales, estilo de vida y respuestas metabólicas es esencial para obtener los mejores resultados.

Regulación de la glucosa mientras practicas el ayuno intermitente

El Efecto del Ayuno en la Normalización de los Niveles de Glucosa

El ayuno intermitente se presenta como un escultor que moldea y regula los niveles de glucosa en nuestro cuerpo. Este proceso no es solo una pausa en la alimentación, sino un acto de equilibrio bioquímico que restaura y estabiliza la energía necesaria para nuestras actividades diarias.

Una Mirada Más Profunda a los Mecanismos del Ayuno

Mecanismos Hormonales en Juego: Durante el ayuno, se produce un cambio significativo en el equilibrio hormonal. La insulina disminuye, permitiendo que el glucagón y otras hormonas, como el cortisol y la hormona de crecimiento, tomen un papel protagonista. Estas hormonas, junto con la noradrenalina, trabajan para liberar la glucosa almacenada en el hígado, aumentando temporalmente los niveles de glucosa en sangre.

Liberación de Glucosa y su Impacto: Al reducirse la insulina, el hígado libera glucosa al torrente sanguíneo. Este incremento inicial en la glucemia es una respuesta natural y necesaria para mantener nuestras funciones corporales durante el ayuno.

Regulación y Reducción de la Glucosa: A medida que el ayuno continúa, nuestro cuerpo comienza a utilizar esta energía almacenada, lo que lleva a una disminución gradual de los niveles de glucosa en la sangre. Este proceso resulta en la normalización de los niveles de glucosa, ajustándolos a un estado más equilibrado y saludable.

El Ayuno Intermitente: Un Proceso Delicado y Beneficioso

Importancia del Proceso: Este ajuste en los niveles de glucosa es crucial para el correcto funcionamiento de nuestros órganos y sistemas. Un equilibrio adecuado de glucosa es esencial para mantener nuestras defensas y asegurar el óptimo desempeño de funciones vitales.

Precauciones y Guía Profesional: Es vital recordar que el ayuno intermitente debe realizarse con cuidado y siguiendo las pautas adecuadas. Siempre es recomendable consultar con un profesional de la salud antes de comenzar cualquier régimen de ayuno, especialmente si se tienen condiciones preexistentes relacionadas con el metabolismo de la glucosa.

El Ayuno Intermitente como Herramienta de Salud Metabólica

El ayuno intermitente no es solo una estrategia para perder peso o mejorar la estética corporal; es una herramienta poderosa para regular de manera natural los niveles de glucosa en la sangre. Al abordarlo con conocimiento y precaución, podemos aprovechar sus beneficios para mejorar nuestra salud metabólica y general.

Como puedes fortalecer el Sistema Inmunológico practicando el Ayuno Intermitente.

El Ayuno Intermitente: Un Aliado para tu Guardián Interno

El cuerpo humano es una maravilla de la naturaleza, equipado con un sistema de defensa intrincado y poderoso: el sistema inmunológico. Este escudo biológico es nuestro protector constante contra una amplia gama de amenazas, desde virus hasta bacterias. Y aquí es donde el ayuno intermitente se revela como un aliado sorprendente.

Cómo el Ayuno Intermitente Potencia el Sistema Inmunológico

Rejuvenecimiento Celular y Autofagia: Durante el ayuno, se activa un proceso conocido como autofagia, donde las células limpian y reciclan componentes dañados o ineficientes. Este proceso es como una "limpieza de primavera" a nivel celular, crucial para mantener un sistema inmunológico fuerte.

Equilibrio del Cortisol y Estrés: Los niveles de cortisol, la hormona del estrés, influyen directamente en la eficacia del sistema inmunológico. El ayuno intermitente, al reducir el estrés y equilibrar el cortisol, contribuye a un sistema inmunológico más alerta y eficiente.

Inflamación y Ayuno: El ayuno también puede disminuir los niveles de inflamación en el cuerpo, un factor clave en la prevención de enfermedades crónicas y en el fortalecimiento de las defensas naturales.

Estudios y Avances Científicos

Investigaciones Sobre Ayuno y Sistema Inmune: Numerosos estudios han explorado cómo el ayuno intermitente impacta en el sistema inmunológico. Se ha encontrado que puede mejorar la respuesta inmunitaria y ayudar en la regeneración de células inmunes, especialmente tras períodos de infección o durante tratamientos como la quimioterapia.

Ayuno y Longevidad: Investigaciones sugieren que el ayuno intermitente puede no solo mejorar la respuesta inmunitaria, sino también contribuir a una mayor longevidad y a un envejecimiento más saludable, gracias a su impacto positivo en la salud celular y metabólica.

Recomendaciones para un Ayuno Intermitente Efectivo

Consistencia y Moderación: Para aprovechar los beneficios del ayuno intermitente en el sistema inmunológico, es vital ser constante pero también moderado. Un enfoque equilibrado garantiza que el cuerpo se adapte de manera efectiva a este nuevo patrón alimenticio.

Alimentación Saludable: Complementa tus periodos de ayuno con una dieta rica en nutrientes esenciales, que apoye la salud de tu sistema inmunológico. Incluye alimentos ricos en antioxidantes, vitaminas y minerales.

El Ayuno Intermitente y la Prevención de Enfermedades Crónicas

Un Escudo contra Diversas Enfermedades

El ayuno intermitente es como un faro de esperanza en la prevención de enfermedades crónicas. Este método no solo modifica nuestros hábitos alimenticios, sino que también influye positivamente en nuestra salud a largo plazo.

Beneficios Clave del Ayuno Intermitente

Neuroplasticidad y Dolor Crónico: El ayuno intermitente beneficia la neuroplasticidad, la capacidad del sistema nervioso de cambiar y adaptarse. Esta adaptabilidad es crucial para la restauración y funcionalidad de las neuronas y la formación de nuevas conexiones sinápticas, lo que puede aliviar el dolor crónico. Por ejemplo, se ha demostrado que el ayuno reduce significativamente los dolores asociados con la artritis reumatoide.

Prevención del Cáncer y Efectos de la Quimioterapia: Los estudios en animales han mostrado que el ayuno intermitente puede aumentar la supervivencia en casos de cáncer. Además, algunos estudios sugieren que puede reducir los efectos secundarios de la quimioterapia en pacientes humanos.

Reducción de la Inflamación Crónica: La inflamación crónica es un factor contribuyente en muchas enfermedades, desde el cáncer hasta trastornos cardiovasculares. El ayuno intermitente ha mostrado una notable eficacia en la reducción de la inflamación crónica.

Protección contra el Deterioro Cognitivo: El ayuno no solo

preserva la memoria y las funciones cognitivas, sino que también protege las células cerebrales contra el estrés genético y ambiental asociado con el envejecimiento.

Prevención de Enfermedades Neurodegenerativas: Favoreciendo procesos como la autofagia, el ayuno intermitente desempeña un papel vital en la renovación celular y la prevención de enfermedades relacionadas con la edad. Este proceso natural de "autoconsumo" celular es esencial en la limpieza y renovación del cerebro.

Explorando más allá de los Beneficios Físicos

El ayuno intermitente no solo es un método para mejorar la salud física, sino que también tiene un impacto significativo en el bienestar mental y emocional. Al reducir la inflamación y promover la neuroplasticidad, este enfoque nutricional puede mejorar la calidad de vida y reducir el riesgo de enfermedades crónicas.

Consideraciones Importantes

Investigaciones y Evidencia: Aunque los estudios son prometedores, es importante recordar que la investigación sobre el ayuno intermitente y su impacto en diversas enfermedades aún está en desarrollo. Se requiere más investigación, especialmente en humanos, para comprender completamente sus efectos.

Enfoque Personalizado: Cada individuo es único, y el ayuno intermitente puede no ser adecuado para todos, especialmente aquellos con condiciones médicas preexistentes. Es crucial abordar este enfoque bajo supervisión médica y adaptarlo a las necesidades personales.

5

CONSEJOS PARA MANTENER LA DISCIPLINA EN EL AYUNO INTERMITENTE Y EVITAR COMER EMOCIONALMENTE

Comprender la Grelina: La Hormona del Hambre

Imagina que tu cuerpo es como un orquesta sinfónica y la grelina es uno de sus principales instrumentos. Esta hormona, producida en el estómago, no solo regula el apetito, sino que también participa en procesos tan variados como la secreción de insulina y la función cerebral. En el escenario del ayuno intermitente, la grelina juega un papel crucial.

La Grelina y su Influencia en el Ayuno Intermitente

REGULACIÓN DEL APETITO: La grelina es como un timbre que suena cuando es hora de comer. Durante el ayuno intermitente, los niveles de grelina fluctúan, lo que inicialmente puede hacer más desafiante resistir el impulso de comer.

. . .

ADAPTACIÓN AL AYUNO: Con el tiempo, el cuerpo se adapta al ayuno intermitente y los niveles de grelina se estabilizan, disminuyendo la sensación de hambre. Esta adaptación puede llevar unas semanas, por lo que es esencial ser pacientes y constantes.

EFECTOS EN EL CEREBRO: Además de estimular el apetito, la grelina fomenta el crecimiento de nuevas células cerebrales y las protege del envejecimiento, lo que sugiere que el ayuno intermitente podría mejorar la función cerebral.

ESTRATEGIAS PARA MANEJAR el Hambre y Evitar Comer por Emoción

HIDRATACIÓN: Mantener una adecuada hidratación con agua, té sin azúcar o caldos ligeros puede ayudar a controlar el hambre durante el ayuno.

REVISIÓN DE LA DIETA: Si sientes hambre excesiva durante la ventana de alimentación, revisa tu dieta. Asegúrate de incluir suficientes proteínas y carbohidratos saludables para satisfacer tus necesidades nutricionales.

ALTERNATIVAS SALUDABLES: En momentos de ansiedad por comer, opta por alimentos saludables como frutos secos y alimentos ricos en fibra. Estos no solo sacian, sino que también aportan nutrientes esenciales.

.   .   .

Fuerza de Voluntad y Autoconocimiento: Aprender a diferenciar el hambre real del emocional es clave. Si tras varias semanas de ayuno intermitente continúas sintiendo un hambre constante e incontrolable, es aconsejable consultar con un médico para descartar cualquier problema subyacente.

La Disciplina en el Ayuno Intermitente

El viaje del ayuno intermitente es tanto físico como emocional. Entender cómo funciona la grelina y cómo manejar el hambre emocional es fundamental para mantenerse en el camino. Con paciencia, conocimiento y autodisciplina, puedes convertir el ayuno intermitente en una parte efectiva y gratificante de tu estilo de vida.

Integrando el Ejercicio en tu Rutina de Ayuno Intermitente
Complementa tu Ayuno con Actividad Física

Iniciar un camino hacia una mejor salud y forma física con el ayuno intermitente es un gran paso, pero para ver resultados óptimos y acelerar la pérdida de peso, la actividad física se convierte en tu aliado perfecto.

Eligiendo las Actividades Correctas

Yoga: Unión de Cuerpo y Mente: El yoga no solo es un ejercicio físico; es una práctica que une cuerpo y mente, ofreciendo beneficios en flexibilidad, fuerza y equilibrio emocional. Practicar yoga puede ser especialmente beneficioso durante el ayuno intermitente, ya que ayuda a manejar el estrés y a mejorar la concentración.

AERÓBICOS: Energía y Diversión: Las clases de aeróbicos, ya sean tradicionales, step o baile, son una excelente manera de quemar calorías y mejorar tu salud cardiovascular. Pueden ser una opción divertida y dinámica para integrar en tu rutina de ejercicios.

CAMINATAS: La Simplicidad del Movimiento: Nunca subestimes el poder de una buena caminata. Caminar es una actividad de bajo impacto que puedes realizar en cualquier lugar. Es perfecta para los días de ayuno, ya que no es demasiado exigente pero mantiene tu cuerpo activo y quema calorías.

INTEGRANDO los Ejercicios en el Ayuno Intermitente

PLANIFICACIÓN DE RUTINAS: Escoge una rutina de ejercicios que se adapte a tu nivel de resistencia y a tus preferencias. La consistencia es clave, así que busca actividades que disfrutes y que puedas mantener a largo plazo.

TIEMPO DE EJERCICIO: Puedes elegir hacer ejercicio durante tu ventana de alimentación o en tus días de ayuno, dependiendo de cómo te sientas. Algunas personas encuentran que hacer ejercicio con el estómago vacío les da más energía, mientras que otras prefieren tener algo en el estómago.

· · ·

Escucha a tu Cuerpo: La regla más importante es escuchar a tu cuerpo. Si te sientes débil o mareado durante el ejercicio en ayunas, considera ajustar tu horario o comer un pequeño snack saludable antes de ejercitarte.

Ejercicio y Ayuno Intermitente, la Combinación Ganadora

Combinar el ayuno intermitente con una rutina de ejercicio regular es la fórmula perfecta para optimizar la pérdida de peso y mejorar tu salud general. Recuerda, el objetivo no es solo ver cambios en tu figura, sino también sentirte más saludable, enérgico y equilibrado.

Ejercicios Recomendados para Complementar el Ayuno Intermitente

Yoga: Unión de Cuerpo, Mente y Espíritu

El yoga no es solo una actividad física; es una práctica holística que conecta el cuerpo, la respiración y la mente. A continuación, se presentan algunos estilos de yoga que puedes explorar:

Hatha Yoga: Ideal para principiantes, enfatiza en asanas que mejoran la fuerza y la flexibilidad. Es una excelente manera de comenzar tu viaje en el yoga.

Vinyasa Yoga: Conocido como Yoga Flow, este estilo se caracteriza por movimientos fluidos y una secuencia dinámica de posturas. Es ideal para quienes buscan una práctica más activa.

. . .

YOGA IYENGAR: Este enfoque se centra en la precisión y el alineamiento en las posturas. Utiliza accesorios como bloques y correas para ayudar en la práctica.

NADA YOGA: Un estilo más espiritual y meditativo, que utiliza el sonido y la música como herramientas para la concentración y la relajación.

EJERCICIOS AERÓBICOS: **Quema de Calorías y Mejora Metabólica**

LOS EJERCICIOS aeróbicos de baja intensidad son ideales para combinar con el ayuno intermitente. Algunas opciones incluyen:

USO DE MÁQUINAS como la elíptica o la cinta de correr a una velocidad moderada.

Clases de aeróbicos suaves o baile, que proporcionan beneficios cardiovasculares y diversión.

CAMINATAS: **La Simplicidad del Movimiento**

Caminar, especialmente en ayunas, puede ser extremadamente eficaz para quemar grasa y utilizar las reservas de energía almacenada. Es una actividad de bajo impacto y accesible para la mayoría de las personas.

. . .

Recomendaciones para Combinar Ejercicio y Ayuno Intermitente

Hidratación: Es fundamental mantenerse bien hidratado, especialmente durante el ejercicio. Beber suficiente agua es clave para evitar la deshidratación.

Electrolitos: Presta atención a los electrolitos, que son esenciales para el equilibrio hídrico del cuerpo. El agua de coco y las bebidas caseras de rehidratación pueden ser útiles para reponerlos después del ejercicio.

Escucha a tu Cuerpo: Si te sientes débil o mareado durante el ejercicio, ajusta tu rutina o considera comer un pequeño snack saludable antes de tu actividad física.

Combinar el ayuno intermitente con una rutina de ejercicio regular es una estrategia efectiva para maximizar la pérdida de peso y mejorar tu bienestar general. Explora diferentes tipos de ejercicios, encuentra lo que disfrutas y ajusta tu rutina según cómo te sientas. Recuerda, la clave es la consistencia y el equilibrio.

Mantener la Mente Ocupada Durante el Ayuno Intermitente
La Mente en el Ayuno: Un Mar de Pensamientos

En el mundo del ayuno intermitente, uno de los desafíos más grandes es la batalla mental. Nuestro cerebro, un experto en recordarnos nuestras necesidades básicas, a menudo nos bombardea con pensamientos de comida, especialmente cuando somos principiantes en esta práctica.

Estrategias para Mantener la Mente Ocupada

Planificación de Actividades: Una de las claves para un ayuno exitoso es tener un plan de actividades que te mantengan mentalmente ocupado y alejado de las tentaciones alimenticias. Planificar tareas o hobbies durante las horas de ayuno puede ser extremadamente útil.

Evitar la Obsesión con el Tiempo: Mirar constantemente el reloj y contar los minutos hasta tu próxima comida solo aumentará la ansiedad y la sensación de hambre. La paciencia es esencial en el ayuno intermitente.

Actividades que Estimulan la Mente: Juegos de lógica como rompecabezas, sudokus, crucigramas o incluso la lectura son excelentes para mantener la mente activa y distraída. Estas actividades no solo te ayudan a pasar el tiempo, sino que también estimulan tu cerebro.

La Sensación de que el Tiempo Vuela: Está demostrado que cuando la mente está concentrada en una tarea absorbente, el tiempo parece pasar más rápido. Este efecto puede ser un gran aliado durante las horas de ayuno.

· · ·

Ayuno Intermitente: Más que una Herramienta para la Salud Física

El ayuno intermitente es mucho más que una estrategia para perder peso o mejorar la salud física; es una oportunidad para desarrollar fortaleza mental y disciplina. Cometer errores y enfrentar tentaciones es parte del proceso, pero con estos consejos, la práctica del ayuno puede ser más llevadera y eficaz.

Ayuno Intermitente y Foco Mental

Como en cualquier desafío de la vida, el éxito en el ayuno intermitente depende de mantener un enfoque claro y una mentalidad positiva. Visualiza tus objetivos, mantén tus metas claras y recuerda que la perseverancia es la clave. Con una mente ocupada y un plan de acción, estarás en el camino correcto para obtener los resultados que deseas.

La Importancia de una Alimentación Saludable en el Ayuno Intermitente

Nutrición: El Pilar del Ayuno Intermitente

Aunque el ayuno intermitente se centra en cuándo comer, no en qué comer, la calidad de los alimentos que consumimos durante las ventanas de alimentación es crucial. La nutrición adecuada es el complemento perfecto para el éxito del ayuno.

Elegir Alimentos Saludables

. . .

ALEJARSE DE LA COMIDA BASURA: Aunque es tentador recurrir a alimentos rápidos y procesados como hamburguesas, hot dogs o pollo frito, estos no contribuyen a una dieta saludable y pueden sabotear tus esfuerzos de pérdida de peso. Estos alimentos suelen estar cargados de grasas trans y calorías vacías.

FOCO EN ALIMENTOS NUTRITIVOS: En lugar de optar por alimentos procesados, tu cuerpo te agradecerá por elegir opciones más saludables y nutritivas. Incluye en tu dieta verduras, legumbres, pescados, frutas, granos enteros y proteínas magras. Estos alimentos proporcionan los nutrientes esenciales que tu cuerpo necesita para funcionar de manera óptima.

CONSEJOS para una Alimentación Saludable durante el Ayuno Intermitente

PLANIFICA TUS COMIDAS: Asegúrate de que tus comidas estén bien balanceadas y contengan una variedad de nutrientes. Esto incluye una buena combinación de proteínas, carbohidratos complejos, grasas saludables y una amplia gama de vitaminas y minerales.

EVITA LOS ALIMENTOS ULTRA PROCESADOS: Alimentos como la pasta, los cereales procesados y los embutidos pueden ser convenientes, pero a menudo carecen de valor nutricional y están llenos de aditivos poco saludables.

. . .

HIDRATACIÓN: No olvides mantener una hidratación adecuada. El agua es esencial para la digestión, la absorción de nutrientes y el mantenimiento del metabolismo.

COMBINANDO Ayuno Intermitente y Nutrición

AL INTEGRAR una dieta saludable con el ayuno intermitente, no solo estás tomando medidas para perder peso, sino que también estás invirtiendo en tu salud a largo plazo. La nutrición adecuada te proporcionará la energía necesaria para tus actividades diarias y mejorará tu bienestar general.

ALIMENTOS RECOMENDADOS DURANTE el Ayuno Intermitente Nutrición Esencial en las Ventanas de Alimentación

DURANTE EL AYUNO INTERMITENTE, seleccionar alimentos que aporten la máxima nutrición es vital. A continuación, se destacan algunos de los alimentos más beneficiosos para incluir en tu dieta:

PESCADO: Un Tesoro del Mar para tu Salud

NUTRIENTES Y BENEFICIOS: El pescado es una fuente excelente de proteínas de alta calidad, vitaminas como A, D, E y del grupo B, y minerales como calcio, hierro, yodo, zinc, selenio, fósforo y potasio.

Beneficios Cerebrales y Cardíacos: Además de ser bajo en calorías, el pescado favorece la salud cerebral y cardiovascular, gracias a su contenido de ácidos grasos omega-3.

Nueces: Un Bocado de Salud y Energía

GRASAS SALUDABLES: A pesar de su alto contenido en grasas, las nueces son increíblemente nutritivas, ya que estas grasas son poliinsaturadas y beneficiosas para la salud.

Ricas en Nutrientes: Contienen vitamina E, ácido fólico, melatonina, antioxidantes y omega-3 de origen vegetal, lo que las convierte en aliadas para reducir el colesterol y prevenir enfermedades cardiovasculares.

Papa: Fuente de Vitaminas y Minerales

NUTRIENTES: Las papas son una excelente fuente de vitaminas C, B1, B3 y B6, y minerales como potasio, fósforo, folato, magnesio y riboflavina, especialmente cuando se consumen al vapor en lugar de fritas.

Beneficios para la Salud: Aportan minerales esenciales para mantener el balance de líquidos en el cuerpo, regular la tensión arterial y prevenir la osteoporosis.

Consejos para una Alimentación Efectiva Durante el Ayuno Intermitente

Variedad y Balance: Asegúrate de incluir una variedad de alimentos en tu dieta para obtener un espectro completo de nutrientes. Cada grupo de alimentos tiene su propio conjunto de beneficios que pueden contribuir a tu salud general.

PREPARACIÓN DE LOS ALIMENTOS: La forma en que preparas tus alimentos es tan importante como los alimentos que eliges. Opta por métodos de cocción saludables como al vapor, al horno o a la parrilla.

Planificación de Comidas: Planifica tus comidas para asegurarte de que estás obteniendo una nutrición adecuada durante tus ventanas de alimentación. Esto te ayudará a evitar los antojos y a mantener un nivel de energía constante.

En Resumen: **Alimentación Inteligente para el Ayuno Intermitente**

Incluir alimentos nutritivos y saludables durante el ayuno intermitente es fundamental para maximizar los beneficios de este estilo de vida. Una dieta bien planificada y equilibrada no solo te ayudará a perder peso, sino que también mejorará tu salud a largo plazo.

Descubriendo **la Versatilidad de la Papa y Más**

Curiosamente, la papa no solo es un tubérculo versátil y nutritivo, sino que también ocupa el cuarto lugar entre los alimentos más consumidos a nivel mundial. Esta popularidad se debe a su riqueza nutricional y su capacidad para adaptarse a una variedad de platos.

Una Paleta **de Alimentos Saludables para tu Elección**

En el ayuno intermitente, se abre un abanico de posibilidades culinarias que nutren y satisfacen:

· · ·

VEGETALES, **Frutas y Verduras:** Son el corazón de una dieta equilibrada. Cargados de vitaminas, minerales y antioxidantes, estos alimentos son esenciales para una alimentación saludable y variada.

CARNES MAGRAS: Para los amantes de la carne, las opciones magras como el pollo, el pavo o cortes selectos de carne roja, preferiblemente cocinados a la plancha o al horno, son ideales. Aportan proteínas necesarias sin exceso de grasa.

LEGUMBRES, **Granos y Frijoles:** Estos alimentos son estrellas en cuanto a proteínas vegetales y fibra. Integra lentejas, garbanzos, frijoles y quinoa en tus comidas para añadir textura, sabor y nutrientes.

MODERACIÓN: **El Secreto de una Dieta Exitosa**

Incluso los placeres como un helado tienen cabida en el ayuno intermitente, siempre que se consuman con moderación. El equilibrio es clave: disfruta de tus antojos ocasionalmente, pero evita convertirlos en una rutina diaria. Recuerda, el exceso, incluso con los alimentos considerados saludables, puede ser perjudicial.

ENFOQUE **en una Alimentación Consciente**

Para cosechar los frutos del ayuno intermitente, es vital alimentarse de manera consciente y saludable. Esto no solo favorece la adaptación del cuerpo al ayuno, sino que también asegura una experiencia gratificante y sostenible a largo plazo.

· · ·

HIDRATACIÓN CONSCIENTE DURANTE el Ayuno Intermitente
Elige Bebidas que Favorezcan tu Salud

En el viaje del ayuno intermitente, la elección de tus bebidas juega un papel crucial. Es esencial evitar aquellas que contengan azúcares añadidos, como jugos, gaseosas y bebidas alcohólicas. Estas bebidas pueden interferir con los beneficios del ayuno, aumentando la ingesta calórica y alterando los niveles de azúcar en sangre.

LA IMPORTANCIA Vital del Agua

El agua es el elixir de la vida y su rol en nuestro cuerpo es multifacético:

REGULACIÓN DE LA TEMPERATURA CORPORAL: El agua actúa como un regulador térmico natural, manteniendo nuestra temperatura corporal en un equilibrio saludable.

ELIMINACIÓN DE DESECHOS: Ayuda a eliminar las toxinas y los desechos corporales a través de la orina y el sudor, contribuyendo a un sistema de desintoxicación eficiente.

LUBRICACIÓN DE ARTICULACIONES: El agua es esencial para mantener nuestras articulaciones lubricadas y funcionando sin problemas, lo que es crucial para la movilidad y la prevención de lesiones.

. . .

Soporte Celular y Orgánico: Cada célula, tejido y órgano en nuestro cuerpo necesita agua para funcionar de manera óptima. Desde la digestión hasta la absorción, el transporte de nutrientes y la salud celular, el agua es fundamental.

Hidratación Durante el Ayuno Intermitente

Mantenerse adecuadamente hidratado es aún más vital durante el ayuno intermitente. Aquí hay algunas recomendaciones:

Bebe Agua Regularmente: Asegúrate de beber suficiente agua a lo largo del día, no solo durante tus ventanas de alimentación.

Infusiones y Tés: Para variar, puedes incluir infusiones de hierbas o tés sin azúcar, que son hidratantes y pueden ofrecer beneficios adicionales como la relajación o la energía.

Evita las Bebidas Engañosas: Ten cuidado con las bebidas etiquetadas como "bajas en calorías" o "dietéticas", ya que a menudo contienen edulcorantes artificiales que pueden afectar tu ayuno y tus niveles de azúcar en sangre.

Una hidratación adecuada es una piedra angular en el éxito del ayuno intermitente. Al elegir bebidas saludables y mantenerse lejos de las azucaradas, estás apoyando tu cuerpo en su viaje de ayuno y asegurando una experiencia más efectiva y saludable.

· · ·

Elección de Bebidas en el Ayuno Intermitente
El Agua: Fuente Esencial de Vida

El agua, más que un simple líquido, es el elemento vital que sostiene nuestra existencia. Su importancia en el ayuno intermitente y en nuestra salud general no puede ser subestimada.

Bebidas a Evitar y sus Efectos

Bebidas Gaseosas: Estas bebidas no solo son perjudiciales por su alto contenido en azúcares y calorías, sino también por los riesgos asociados como diabetes, problemas cardíacos, obesidad y ciertos tipos de cáncer. Su consumo ha contribuido a que la diabetes tipo 2, antiguamente una enfermedad adulta, ahora afecte también a niños y adolescentes.

Alcohol: El consumo de alcohol debe ser manejado con precaución, especialmente en el contexto del ayuno intermitente. Al ser una fuente de calorías vacías, el alcohol puede desequilibrar los niveles de azúcar en la sangre, provocando debilidad y agotamiento. A largo plazo, el consumo de alcohol afecta negativamente al cerebro, hígado y corazón, y también causa deshidratación.

Bebidas Lácteas: Aunque nutritivas, las bebidas lácteas pueden ser ricas en calorías y por lo tanto no son recomendables durante las horas de ayuno.

. . .

Bebidas Saludables y su Papel en el Ayuno

Café y Té: Estas bebidas, cuando se consumen sin azúcar, pueden ser aliados valiosos en el ayuno intermitente. La cafeína, presente en ambas, ayuda en la pérdida de peso y puede incrementar la sensación de saciedad, además de mantener los niveles de energía.

Evitar Bebidas Calóricas: Durante las horas de ayuno, es crucial evitar cualquier bebida que contenga calorías, como smoothies, tés helados endulzados, zumos azucarados y bebidas energéticas.

El ayuno intermitente va más allá de la restricción alimenticia; también se trata de tomar decisiones inteligentes sobre lo que bebemos. Mantén tu cuerpo hidratado y saludable eligiendo agua pura y otras bebidas sin calorías durante tus periodos de ayuno, y guarda las bebidas calóricas para tus ventanas de alimentación, siempre con moderación.

Cultivando Apoyo en tu Viaje de Ayuno Intermitente
La Importancia del Apoyo Social en el Ayuno Intermitente

Al embarcarnos en la aventura del ayuno intermitente, el apoyo de nuestros seres queridos se convierte en un recurso invaluable. Compartir tus metas y desafíos con amigos y familiares no solo te proporciona una red de apoyo emocional, sino que también te ayuda a mantener el enfoque y la motivación.

. . .

Construyendo una Comunidad de Apoyo

Comunica tu Compromiso: Al iniciar el ayuno intermitente, es fundamental hablar abiertamente con aquellos que están cerca de ti. Explica los motivos detrás de tu decisión y cómo planeas implementar este cambio en tu estilo de vida.

Busca Comprensión y Respaldo: Asegúrate de que tus seres queridos entiendan la importancia de este viaje para ti y cómo pueden apoyarte. Esto podría incluir evitar tentaciones durante las horas de ayuno o incluso acompañarte en actividades que te distraigan y mantengan tu mente ocupada.

Comparte la Experiencia: Invitar a familiares, amigos o colegas a unirse a ti en el ayuno intermitente puede ser una forma excelente de fomentar la motivación mutua y compartir experiencias y consejos.

Integrando el Ayuno Intermitente en tu Entorno

En el Entorno Laboral y Social: Comunicar a tus compañeros de trabajo y amigos sobre tu régimen de ayuno intermitente puede ayudar a evitar situaciones incómodas o tentaciones involuntarias.

En el Gimnasio o con tu Entrenador: Informar a tu instructor de gimnasia o entrenador personal sobre tu práctica de ayuno intermitente es crucial. Ellos pueden ajustar tus rutinas de entrenamiento y monitorear tu rendimiento y bienestar, asegurando que te ejercites de manera segura y efectiva.

. . .

Consejos para Mantener el Equilibrio

Sé Flexible y Comprensivo: Recuerda que el ayuno intermitente es una elección personal. Respeta las decisiones de los demás y busca maneras de integrar tu régimen de ayuno con las actividades sociales y familiares.

Celebra tus Logros: Comparte tus éxitos y desafíos con tus seres queridos. Celebrar tus logros puede ser una fuente de motivación tanto para ti como para ellos.

El camino hacia un estilo de vida saludable mediante el ayuno intermitente puede ser mucho más ameno y efectivo con el apoyo de aquellos que te rodean. Comunicar tus metas, compartir tus experiencias y buscar comprensión y apoyo es fundamental para mantener la motivación y el compromiso con tus objetivos de ayuno intermitente.

6

FUNDAMENTOS ESENCIALES DEL AYUNO INTERMITENTE

L a Importancia de Elegir Alimentos Adecuados
El éxito en el ayuno intermitente no solo se basa en los periodos de ayuno, sino también en la calidad y elección inteligente de las comidas durante las ventanas de alimentación. Este enfoque no prohíbe ciertos alimentos, pero sí enfatiza la importancia de la moderación y la selección consciente de lo que consumimos.

PAUTAS para una Alimentación Efectiva

CALIDAD SOBRE CANTIDAD: Aunque el ayuno intermitente permite flexibilidad, es crucial evitar excesos, especialmente en alimentos ricos en carbohidratos. El consumo excesivo, incluso dentro de las ventanas de alimentación, puede contrarrestar los beneficios del ayuno.

· · ·

ESTRUCTURACIÓN DE LAS COMIDAS: Un enfoque balanceado y nutritivo es esencial. Por ejemplo, un almuerzo puede consistir en merluza al vapor con verduras y limón, seguido de una cena ligera como pollo al horno con vegetales. Prioriza alimentos ricos en agua, fibra y proteínas.

MENÚS SUGERIDOS: Durante los días de alimentación, considera estructurar tus comidas de la siguiente manera, adaptándolas al protocolo de ayuno que hayas elegido:

DESAYUNO: Café negro, medio sándwich integral con vegetales y pavo, y un kiwi.

Almuerzo: Ensalada de hortalizas de temporada con arroz integral y pollo al horno con berenjena y tomate.

Cena: Papas a la parrilla con vinagreta y lubina en papillote con cebolla y champiñones.

Alimentos Beneficiosos: Incluye en tu dieta opciones como la avena, miel, huevos, pan integral sin levadura, arándanos, frutos secos, sandía, trigo sarraceno y papilla de maíz. Estos alimentos aportan nutrientes esenciales y ayudan a mantener el bienestar general.

La HIDRATACIÓN y las Bebidas Permitidas

Mantenerse hidratado es crucial. Durante el ayuno, opta por agua, café y té sin azúcar. En las ventanas de alimentación, puedes agregar un toque de azúcar a tu café o té si lo prefieres.

CONSEJOS para una Elección Consciente de Alimentos

. . .

EVITA LOS ALIMENTOS PROCESADOS: Para maximizar los beneficios del ayuno intermitente, elige alimentos frescos y evita aquellos que son altamente procesados o ricos en grasas trans.

Moderación y Balance: El equilibrio es clave. Aunque casi todos los alimentos están permitidos, es importante consumirlos con moderación y en combinaciones saludables.

LA EFECTIVIDAD del ayuno intermitente depende en gran medida de lo que eliges comer durante tus ventanas de alimentación. Al optar por alimentos nutritivos y mantener una hidratación adecuada, no solo favoreces la pérdida de peso y el bienestar, sino que también enriqueces tu experiencia general con esta práctica.

EN EL VIAJE del ayuno intermitente, la hidratación y el manejo de los antojos dulces desempeñan roles cruciales. La hidratación va más allá del simple acto de beber agua. Incorporar infusiones herbales y caldos bajos en sodio puede ser una forma reconfortante y nutritiva de mantener el equilibrio de líquidos en el cuerpo. Estas bebidas, lejos de ser meros sustitutos del agua, aportan sus propios beneficios, como mejorar la digestión y ofrecer un momento de calma y reflexión. Un té de hierbas relajante o un caldo vegetal ligero puede ser particularmente reconfortante durante las horas de ayuno, proporcionando una sensación de saciedad sin romper el ayuno.

POR OTRO LADO, el manejo de los antojos dulces es igualmente esencial. Si bien es natural desear un postre después de una comida, la clave está en la moderación y en la elección de alternativas más saludables. En lugar de ceder ante pasteles o galletas cargados de azúcar, optar por frutas frescas o un pequeño trozo de chocolate oscuro puede satisfacer ese deseo de dulce sin comprometer los objetivos de salud. Estas opciones más saludables no solo reducen la ingesta de azúcares añadidos, sino que también aportan nutrientes valiosos, como antioxidantes en el chocolate oscuro y vitaminas y fibra en las frutas. Este enfoque equilibrado hacia los dulces permite disfrutar de los placeres de la vida sin excederse, manteniendo así la armonía con los principios del ayuno intermitente.

El secreto para complementar la Dieta con el Ejercicio de manera eficaz

La sinergia entre el ayuno intermitente y el ejercicio es una danza delicada, pero poderosa, entre la nutrición y el movimiento, crucial para alcanzar nuestras metas de salud y bienestar. Al sumergirnos en el ayuno intermitente, es esencial recordar que nuestro cuerpo y mente se transforman no solo con lo que dejamos de comer, sino también con cómo movemos y cuidamos nuestro cuerpo.

Al embarcarnos en esta jornada, el ejercicio se convierte en un aliado vital. No es solo un complemento, sino un impulsor clave de nuestro progreso. Cada zancada, cada estiramiento, cada respiración consciente durante el ejercicio se alinea perfectamente con los ritmos de ayuno y alimentación, creando un equilibrio dinámico que nutre tanto el cuerpo como el alma.

. . .

EL EJERCICIO EN AYUNAS, especialmente en las horas matutinas, despierta el cuerpo de una manera única. Al realizar actividad física sin haber comido, nuestro cuerpo se ve incentivado a quemar grasas almacenadas para obtener energía, lo que potencia la pérdida de peso y la tonificación muscular. Esta práctica, conocida como entrenamiento en ayunas, cataliza un tipo especial de estrés oxidativo agudo que, lejos de ser perjudicial, actúa como un potente revitalizante para nuestras células musculares y neuronales.

SIN EMBARGO, es vital abordar el ejercicio con sensatez y cuidado, especialmente durante el ayuno. La elección de la actividad física debe estar alineada con nuestras capacidades y objetivos personales. Ya sea una carrera ligera, una sesión de yoga o un entrenamiento de alta intensidad, lo importante es escuchar a nuestro cuerpo y responder a sus necesidades.

POSTERIOR AL EJERCICIO, la nutrición juega un papel crucial. Consumir una comida rica en proteínas y nutrientes después del entrenamiento ayuda a reparar y construir músculo, optimizando así los beneficios del ayuno intermitente. Imagina, por ejemplo, terminar tu sesión matutina de ejercicios y luego disfrutar de una comida nutritiva que rompe el ayuno: una sinfonía de sabores y nutrientes que celebran tu esfuerzo y dedicación.

ESTE EQUILIBRIO ENTRE EL AYUNO, la alimentación consciente y el ejercicio no es solo una estrategia para mejorar la salud física; es un camino hacia la armonía interior. Al integrar estas prácticas en nuestra vida, no solo transformamos nuestro cuerpo, sino también nuestra percepción del bienestar y la auto-cuidado.

Así, el ayuno intermitente, complementado con un régimen de ejercicio adecuado, se convierte en una poderosa herramienta de transformación personal. Es una invitación a escuchar a nuestro cuerpo, a honrarlo con movimiento y nutrición, y a celebrar cada paso en nuestro camino hacia una vida más saludable y equilibrada.

INCORPORAR el ejercicio en nuestra rutina de ayuno intermitente no solo se trata de tonificar el cuerpo o acelerar la pérdida de peso; es una forma de honrar y conectar con nuestro ser más profundo. El movimiento físico, ya sea a través del yoga, una caminata matutina o una sesión de entrenamiento de fuerza, se convierte en una meditación en acción, un espacio para cultivar la conciencia y la gratitud hacia nuestro cuerpo.

DURANTE EL AYUNO, el ejercicio puede parecer más desafiante al principio, pero es precisamente en ese esfuerzo donde reside su poder transformador. El cuerpo, privado temporalmente de su fuente habitual de energía, aprende a adaptarse, a encontrar fuerza en las reservas internas. Esta resiliencia física refleja una fortaleza mental y emocional, enseñándonos lecciones valiosas sobre la perseverancia y la capacidad del cuerpo humano para superar los límites.

· · ·

AL FINAL de una sesión de ejercicio, cuando rompemos el ayuno, hay una sensación de logro y renovación. Cada bocado de alimento no solo nutre el cuerpo, sino que también se siente como una recompensa merecida, un acto de autocuidado. La comida post-entrenamiento se convierte en una celebración del esfuerzo y la dedicación, un momento para apreciar los sabores y la energía que nos brinda.

EL EJERCICIO durante el ayuno intermitente es también una oportunidad para la introspección. En la quietud que sigue al esfuerzo físico, en esos momentos de calma y respiración profunda, encontramos claridad y conexión. Es un tiempo para reflexionar sobre nuestros objetivos, para sentirnos agradecidos por la salud y el bienestar, y para reafirmar nuestro compromiso con un estilo de vida saludable.

POR LO TANTO, el ejercicio en el contexto del ayuno intermitente es mucho más que una simple actividad física; es una práctica integral que nutre el cuerpo, la mente y el espíritu. Nos enseña sobre la paciencia, la resistencia y la gratitud, y nos guía en un viaje hacia un bienestar más profundo y significativo. En última instancia, nos recuerda que cuidar de nosotros mismos es un acto de amor y respeto, un regalo que nos damos cada día.

Tú RUTINA diaria y porque es tu mejor aliada

EL AYUNO INTERMITENTE, más que una mera estrategia alimentaria, es un viaje de descubrimiento personal y un retorno a prácticas ancestrales. Esta forma de alimentación, que alterna períodos de ingesta con momentos de abstinencia, no es un invento moderno, sino un eco de la sabiduría milenaria. Figuras históricas de la talla de Hipócrates, Platón y Benjamin Franklin no solo practicaron el ayuno, sino que lo integraron en sus filosofías de vida, destacando sus beneficios terapéuticos y su capacidad para potenciar la claridad mental y el bienestar físico.

ESTA CONEXIÓN con el pasado nos recuerda que el ayuno intermitente es más que una moda pasajera; es una práctica arraigada en la historia humana, que ha sido honrada y respetada a lo largo de los siglos. El ayuno no solo nos ofrece la oportunidad de mejorar nuestra salud física, sino que también nos invita a conectarnos con una parte más profunda de nosotros mismos, alineándonos con un ritmo de vida más natural y consciente.

ADOPTAR el ayuno intermitente en nuestra vida cotidiana no significa renunciar a nuestras actividades diarias o compromisos laborales. Por el contrario, esta práctica se puede integrar de manera flexible y armoniosa en nuestra rutina, demostrando que es posible vivir plenamente mientras nos nutrimos de manera más intuitiva y consciente.

Es fundamental abordar el ayuno intermitente con una mente abierta y un enfoque personalizado. Lo que funciona para una persona puede no ser ideal para otra. La clave es escuchar nuestro cuerpo, respetar sus señales y adaptar el ayuno a nuestras necesidades y estilo de vida únicos. En este camino, es esencial ser pacientes, especialmente al principio, cuando el cuerpo está ajustándose a los nuevos patrones de alimentación.

Los estudios científicos han respaldado las múltiples ventajas del ayuno intermitente, desde la pérdida de peso y el aumento de la masa muscular hasta la mejora en la sensibilidad a la insulina y la reducción del colesterol. Sin embargo, es crucial recordar que esta práctica no es adecuada para todos. Aquellos con ciertas condiciones médicas o en tratamiento continuo deben consultar con un profesional de la salud antes de comenzar.

El ayuno intermitente nos enseña a equilibrar la indulgencia y la restricción, permitiéndonos disfrutar de la comida de manera más libre en los días no restringidos. Esta libertad es uno de los atractivos más significativos del ayuno intermitente, y es lo que atrae a muchas personas a explorar esta antigua práctica.

En última instancia, el ayuno intermitente es una invitación a redescubrir la sabiduría de nuestros cuerpos y a conectarnos con una tradición que ha nutrido a la humanidad durante milenios. Es un recordatorio de que, en la simplicidad y en el ritmo natural de la vida, a menudo encontramos las claves para una salud y una felicidad duraderas.

El ayuno intermitente, más allá de ser una simple elección dietética, es una filosofía de vida, un eco de sabiduría ancestral que nos conecta con nuestra esencia humana y nuestra historia. No es una moda pasajera, sino un legado de grandes mentes de la historia como Hipócrates, el padre de la medicina, quien ya reconocía sus beneficios terapéuticos. Figuras como Platón, Sócrates, Aristóteles y Galeno también elogiaban esta práctica, y Pitágoras incluso la consideraba esencial para la claridad mental, exigiendo a sus alumnos ayunar antes de sus lecciones.

BENJAMÍN FRANKLIN, una mente brillante de la historia moderna, también era un defensor del ayuno, enfatizando su poder curativo. Este respaldo histórico nos demuestra que el ayuno intermitente no es solo un método para mejorar la salud física, sino también una herramienta para alcanzar un mayor bienestar mental y espiritual.

ADAPTAR el ayuno intermitente a nuestra rutina diaria es un reto que requiere compromiso y flexibilidad, pero es totalmente factible. No necesitamos alterar radicalmente nuestras vidas para integrar esta práctica; más bien, se trata de aprender a escuchar nuestro cuerpo y responder a sus necesidades de una manera más intuitiva y consciente.

EL AYUNO intermitente nos invita a una exploración personal, donde cada individuo descubre su propio camino y ritmo. Es crucial escuchar a nuestro cuerpo y adaptar el ayuno a nuestras necesidades y estilo de vida particulares. No se trata de seguir reglas rígidas, sino de encontrar un equilibrio que funcione para nosotros, recordando que cada persona es única y lo que funciona para uno, puede no ser ideal para otro.

.   .   .

EL AYUNO intermitente no solo se trata de perder peso o mejorar la salud física; es una oportunidad para reconectarnos con nosotros mismos y nuestra historia, para vivir de manera más equilibrada y consciente. Esta práctica nos enseña a encontrar armonía entre la indulgencia y la restricción, permitiéndonos disfrutar de la comida de manera más libre en los días no restringidos, equilibrando así nuestro bienestar físico y emocional.

EN ÚLTIMA INSTANCIA, el ayuno intermitente nos ofrece una ventana a un estilo de vida más saludable y equilibrado, donde el bienestar integral es el objetivo principal. Nos recuerda que, a veces, en la simplicidad y en el ritmo natural de la vida, encontramos las claves para una salud y una felicidad duraderas.

EL AYUNO INTERMITENTE, aunque es una práctica beneficiosa para muchos, no es adecuado para todos. Antes de iniciar esta aventura hacia un bienestar mejorado, es esencial considerar las circunstancias personales de cada uno y, en algunos casos, consultar con un médico es un paso crucial. Entre aquellos para quienes el ayuno intermitente podría no ser recomendable sin asesoramiento médico previo, se encuentran:

PERSONAS CON BAJO PESO: Aquellos que ya se encuentran por debajo de su peso ideal necesitan tener especial cuidado. El ayuno podría exacerbar la falta de nutrientes esenciales y energía, lo cual es contraproducente para su salud.

. . .

TRASTORNOS ALIMENTICIOS: Individuos con historial de anorexia, bulimia u otros trastornos alimenticios deben abordar el ayuno intermitente con precaución. Esta práctica podría desencadenar o agravar comportamientos dañinos relacionados con la alimentación.

EMBARAZO Y LACTANCIA: Durante estos periodos, las mujeres requieren de una nutrición consistente y adecuada para la salud tanto de ellas como del bebé. El ayuno podría comprometer el aporte de nutrientes esenciales.

MENORES DE EDAD: Los jóvenes aún en desarrollo necesitan una alimentación regular y balanceada para un crecimiento y desarrollo óptimos.

DIABETES TIPO 1 Y 2: Las personas con diabetes, especialmente aquellas dependientes de insulina, deben tener precaución. El ayuno puede afectar los niveles de azúcar en sangre y requerir un ajuste en la medicación.

MEDICACIÓN RECETADA: Quienes están bajo tratamiento médico con fármacos prescritos deben consultar con su médico, ya que el ayuno puede alterar la eficacia o los efectos secundarios de algunos medicamentos.

GOTA O ÁCIDO ÚRICO ALTO: El ayuno puede afectar los niveles de ácido úrico, lo que podría exacerbar estos problemas.

. . .

EL CHEQUEO médico previo es fundamental para asegurarse de que el ayuno intermitente sea seguro y beneficioso. Cada cuerpo es un universo único y lo que funciona para uno puede no ser adecuado para otro.

No se trata de alterar drásticamente nuestra rutina diaria, sino de integrar este método de una manera que armonice con nuestro estilo de vida. La clave está en la organización y la adaptación personal, buscando siempre lo que mejor funcione para nuestro cuerpo y nuestra vida. Con un enfoque consciente y equilibrado, el ayuno intermitente puede ser una herramienta poderosa para mejorar la salud y el bienestar general.

HACKS Y TIPS para mejorar tu rutina de sueño durante el Ayuno Intermitente

EL SUEÑO ES un elemento crucial en nuestro bienestar general, tanto como la dieta o el ejercicio. Dormir no es simplemente un periodo de descanso; es un estado en el cual nuestro cuerpo y mente pasan por procesos esenciales de recuperación y regeneración. Durante el sueño, el cuerpo realiza funciones clave como la reparación celular, la consolidación de la memoria y la regulación de hormonas importantes, como las involucradas en el apetito y el metabolismo.

LA CANTIDAD de sueño necesaria varía según la edad, pero en general, los adultos requieren entre 7 y 9 horas cada noche. Este rango es óptimo para garantizar que el cuerpo tenga suficiente tiempo para completar los ciclos de sueño necesarios, que incluyen tanto el sueño REM (movimiento rápido de los ojos), asociado con el sueño profundo y los sueños, como el sueño no REM, que es más ligero.

DORMIR MENOS de lo recomendado puede tener consecuencias negativas para la salud, como el aumento del riesgo de hipertensión, enfermedades cardíacas y trastornos del estado de ánimo. Por otro lado, dormir más de 9 horas regularmente también puede ser indicativo de problemas de salud subyacentes o de un sueño de mala calidad.

EN EL CONTEXTO del ayuno intermitente, el sueño juega un papel aún más crítico. Un sueño adecuado ayuda a regular las hormonas que controlan el apetito, como la grelina y la leptina, lo que puede hacer que sea más fácil adherirse a los periodos de ayuno sin sentir hambre excesiva o irritabilidad. Además, un buen descanso nocturno puede aumentar la energía durante el día, lo que facilita mantenerse activo y comprometido con los ejercicios físicos.

A MEDIDA QUE ENVEJECEMOS, el patrón y la calidad del sueño pueden cambiar, a menudo disminuyendo en duración. Esto se debe a varios factores, incluyendo cambios en los ritmos circadianos y la salud general. Por lo tanto, es importante prestar atención a la calidad del sueño tanto como a su cantidad. Crear un ambiente propicio para dormir, establecer una rutina regular y evitar estimulantes como la cafeína cerca de la hora de dormir son estrategias útiles para mejorar el sueño.

· · ·

EL SUEÑO ES un pilar fundamental de un estilo de vida saludable, y su importancia se magnifica cuando se practica el ayuno intermitente. Dormir bien ayuda a optimizar los beneficios de esta práctica, apoyando la regulación hormonal, la recuperación física y el bienestar mental. Mantener un equilibrio entre la alimentación, el ejercicio y un sueño reparador es clave para lograr un bienestar integral.

EL RITMO circadiano y su importancia para tu bienestar general

EL RITMO CIRCADIANO, una coreografía biológica intrincada, regula nuestras funciones físicas, mentales y de comportamiento en un ciclo de 24 horas, respondiendo a la luz y la oscuridad del entorno. Este ritmo es más evidente en nuestros patrones de sueño: dormimos por la noche y estamos activos durante el día, aunque hay variaciones individuales.

LA LUZ y la oscuridad son los principales reguladores de nuestro ritmo circadiano. La exposición a la luz, especialmente la luz azul de pantallas electrónicas como teléfonos, tabletas y computadoras, puede alterar significativamente nuestro reloj interno, llevando a problemas de sueño. Otros factores disruptivos incluyen el consumo de cafeína o bebidas energéticas, trabajar o estudiar de noche, un ambiente de sueño incómodo, y en el caso de las personas mayores, interrupciones frecuentes para ir al baño.

LA FALTA de sueño adecuado puede tener consecuencias severas para nuestra salud. Un descanso insuficiente debilita el sistema inmunológico, haciéndonos más susceptibles a enfermedades. También afecta negativamente nuestra memoria y capacidad de aprendizaje. Dormir bien no es solo un placer, sino una necesidad biológica con múltiples beneficios:

INCREMENTO DE LA CREATIVIDAD: Un cerebro descansado mejora la memoria y potencia la imaginación, aumentando la creatividad.

AYUDA **en la Pérdida de Peso:** La falta de sueño altera las hormonas que regulan el apetito, como la leptina y la grelina, lo que puede llevar a un aumento de peso.

FORTALECIMIENTO DEL SISTEMA INMUNE: El sueño permite que el sistema inmunológico se regenere, mejorando nuestra capacidad para combatir infecciones.

MEJORA DE LA MEMORIA: Durante el sueño, especialmente en la fase REM, el cerebro consolida las memorias, transformando las experiencias de corto a largo plazo.

PROTECCIÓN CARDIOVASCULAR: El descanso adecuado reduce el riesgo de problemas cardíacos.

REDUCCIÓN DE LA DEPRESIÓN: El sueño ayuda a regular las hormonas relacionadas con el estado de ánimo, como la serotonina, disminuyendo el estrés y la depresión.

. . .

PARA OPTIMIZAR nuestro sueño y mantener un ritmo circadiano saludable, es esencial crear un ambiente propicio para dormir, evitar la luz azul antes de acostarse y mantener una rutina regular de sueño. Lograr un equilibrio entre la cantidad y calidad de sueño es vital para nuestro bienestar general. Al dormir en un entorno adecuado y evitar factores disruptivos, podemos garantizar no solo un sueño reparador sino también un mejor estado de salud general. La sincronización con nuestro ritmo circadiano natural es una pieza clave en el rompecabezas de un estilo de vida saludable y equilibrado.

7

LOS SECRETOS PARA MANTENERTE MOTIVADA Y DARTE POR VENCIDA

E n este capítulo vamos a explorar cómo mantener la motivación y evitar la sensación de rendirse al abordar el ayuno intermitente. Un aspecto crucial es establecer objetivos realistas y alcanzables. Comenzar una práctica de ayuno intermitente, especialmente si nunca se ha experimentado antes, puede ser un desafío. Es vital educarse adecuadamente sobre el proceso para evitar frustraciones y sentimientos negativos que pueden ser perjudiciales para la salud física y mental.

Imagina, por ejemplo, que nunca has ayunado ni realizado ejercicio regularmente, y tienes sobrepeso. Si tu objetivo es perder peso antes de unas vacaciones en la playa dentro de dos meses, debes ser consciente de las limitaciones y desafíos inherentes a este proceso. El ayuno intermitente no es un cambio que se produce de la noche a la mañana; requiere constancia y paciencia.

El primer paso es planificar claramente tus metas con el ayuno intermitente. Investiga los diferentes tipos de ayuno y selecciona el que mejor se adapte a tus necesidades y capacidades. No todos los métodos producirán los mismos resultados en diferentes individuos, por lo que podría ser necesario probar varios métodos hasta encontrar el adecuado.

Comienza con el método de ayuno menos exigente para evitar cambios drásticos en tu alimentación que podrían desencadenar efectos negativos o desequilibrar tus hormonas. Incrementa gradualmente la duración del ayuno para acostumbrarte a este nuevo régimen.

Durante las primeras dos semanas de ayuno, la paciencia es fundamental. Mantener el autocontrol es crucial para evitar caer en la tentación de comer durante el período de ayuno. Mentalízate para el cambio y recuerda que adaptarse a nuevos hábitos puede ser difícil, pero no imposible.

La motivación es el motor que impulsa este cambio. Si tu motivación es baja, es probable que pierdas interés y abandones el proceso. Mírate al espejo, visualiza tus metas, piensa en tu salud y en cómo cambiarán las cosas para ti una vez que mantengas una alimentación saludable y aumentes tu confianza. Tu objetivo debe ser un combustible que te impulse y te mantenga enfocado.

Recuerda que el ayuno 16/8 es uno de los protocolos más populares a nivel mundial. Este método generalmente incluye las horas de sueño nocturno y continúa en la mañana hasta completar las 16 horas de ayuno. Con estos consejos y un enfoque bien estructurado, podrás integrar con éxito el ayuno intermitente en tu vida y alcanzar tus objetivos de salud y bienestar.

¿Qué hace que este protocolo de 16/8 sea el más utilizado?

El protocolo de ayuno intermitente 16/8 es sumamente popular debido a su simplicidad y eficacia. Este método involucra ayunar durante 16 horas y luego tener una ventana de alimentación de 8 horas. Lo que lo hace atractivo es su habilidad para integrarse perfectamente en la rutina diaria de muchas personas, aprovechando las horas nocturnas como parte del ayuno.

Esta estrategia de ayuno aprovecha al máximo las horas matutinas para la actividad física, coincidiendo con el período de ayuno. Esto es clave porque ejercitarse en ayunas puede aumentar la eficiencia en la quema de grasa, contribuyendo significativamente a los objetivos de pérdida de peso.

Celebridades como el actor y comediante Terry Crews son conocidos por adoptar este enfoque. Crews, por ejemplo, inicia su ventana de alimentación alrededor de las 2 pm y continúa comiendo hasta las 10 pm, incluyendo solo café o té durante su período de ayuno. Esta rutina le ha permitido mantenerse en excelente forma física y equilibrio mental, a pesar de las exigentes demandas de su carrera.

La clave para el éxito con el protocolo 16/8 radica en la preparación mental y física, especialmente durante los primeros días que suelen ser los más desafiantes. La adaptación del cuerpo a periodos prolongados sin alimentos es un proceso natural, y enfrentar esta transición requiere fortaleza mental y motivación.

Es importante recordar que la transición al ayuno intermitente es un proceso gradual. Los primeros días pueden ser difíciles, ya que el cuerpo se acostumbra a estar sin comida durante un período extendido. Sin embargo, con una mentalidad positiva y un enfoque disciplinado, es posible superar estos desafíos iniciales y cosechar los beneficios de este método de ayuno.

El protocolo 16/8 es una herramienta poderosa y flexible para la gestión del peso y la salud general. Al integrar el ayuno intermitente en tu estilo de vida con un enfoque informado y equilibrado, puedes alcanzar y mantener tus objetivos de bienestar a largo plazo.

El poder de la organización: Organizandote a base de objetivos diarios, semanales y mensuales

La transformación de grandes metas mensuales en objetivos semanales y diarios es una técnica clave para mantenerse motivada y enfocada durante el proceso del ayuno intermitente. Esta división de metas en pequeños pasos manejables hace que el camino hacia el éxito sea más claro y menos abrumador.

Iniciar un ayuno intermitente puede parecer desalentador, especialmente si es una nueva experiencia. Sin embargo, al desglosar los objetivos en segmentos más pequeños y manejables, el proceso se vuelve más accesible y menos intimidante. En lugar de concentrarte en una meta distante y quizás abrumadora, enfócate en alcanzar pequeños logros diarios o semanales. Esta estrategia ayuda a mantener una perspectiva positiva y un enfoque constante.

Por ejemplo, si tu objetivo es perder peso, en lugar de fijarte en una cifra total para el mes, establece metas semanales de pérdida de peso. Cada semana, celebra tus logros, independientemente de cuán pequeños sean. Estos triunfos constantes actúan como un impulso motivador, manteniéndote en el camino correcto y dándote una sensación de progreso constante.

Además, al dividir tus metas en segmentos diarios, cada día se convierte en una oportunidad para el éxito. Puedes establecer objetivos como "hoy me concentraré en mantenerme hidratado" o "hoy añadiré cinco minutos adicionales a mi rutina de ejercicio". Estos pequeños pasos diarios no solo son alcanzables, sino que también te mantienen comprometida con tu plan general.

Es importante recordar que el ayuno intermitente es un viaje personal. Cada persona reacciona de manera diferente, y lo que funciona para una persona puede no ser adecuado para otra. Por eso es crucial ser flexible y ajustar tus objetivos según tus propias necesidades y respuestas del cuerpo.

En última instancia, la clave del éxito en el ayuno intermitente es la constancia y la paciencia. No se trata de cambios drásticos de la noche a la mañana, sino de una serie de pequeñas decisiones y acciones que se toman diariamente. Al mantener tus metas claras y alcanzables, y celebrando cada pequeño logro en el camino, te encontrarás cada vez más cerca de tus objetivos a largo plazo. Este enfoque te ayudará a mantener un sentido de propósito y motivación a lo largo de tu viaje con el ayuno intermitente.

Aquí tienes algunos ejemplos sobre cómo romper grandes objetivos de ayuno intermitente en metas semanales y diarias:

Objetivo Semanal de Hidratación: Si tu meta mensual es mejorar la hidratación, establece un objetivo semanal de beber una cantidad específica de agua cada día. Por ejemplo, "Esta semana, beberé 2 litros de agua al día". Controla tu progreso diariamente para asegurarte de cumplir con esta meta.

Metas Diarias de Actividad Física: Supongamos que tu objetivo es incorporar más ejercicio en tu rutina. Divide esto en metas diarias, como "Hoy, haré una caminata de 30 minutos" o "Mañana, haré 20 minutos de yoga". Estos pequeños pasos te ayudan a construir una rutina de ejercicio regular.

Objetivos de Alimentación Saludable: Si buscas mejorar tu nutrición, establece metas diarias como "Hoy, incluiré dos porciones de vegetales en cada comida" o "Evitaré los alimentos procesados durante todo el día". Estas metas diarias pueden ayudarte a desarrollar hábitos alimenticios más saludables a lo largo del tiempo.

Metas de Sueño: Si tu meta es mejorar la calidad de tu sueño, intenta establecer una rutina nocturna. Tu objetivo podría ser "Esta semana, me acostaré a las 10:00 p.m. cada noche" o "Apagaré todos los dispositivos electrónicos una hora antes de dormir".

Metas de Ayuno Gradual: Si eres nuevo en el ayuno intermitente, comienza con metas más pequeñas, como "Esta semana, practicaré el ayuno intermitente de 12 horas y la próxima semana aumentaré a 14 horas". Este enfoque gradual te ayuda a acostumbrarte al ayuno sin abrumarte.

Estos ejemplos te ayudaran para que tengas una idea de como desgranar una meta grande en pasos más pequeños y manejables.

Al hacerlo, los objetivos a largo plazo se vuelven más alcanzables y menos intimidantes, lo que facilita mantener la motivación y la dedicación a lo largo del tiempo.

Cómo mantenerte positiva y paciente mientras pasas las diferentes etapas dle proceso

El viaje a través del ayuno intermitente, especialmente para nosotras las mujeres, puede ser un camino lleno de desafíos, pero también de recompensas. Mantener una actitud positiva y ser paciente es vital en este proceso. La negatividad puede ser un obstáculo formidable, capaz de deshacer todo el progreso logrado. Durante el ayuno intermitente, es esencial abrazar la positividad y recordar que los resultados llegarán a su debido tiempo. Cada cuerpo es único y reaccionará de manera diferente al ayuno. Compararte con otros solo conduce a la frustración.

Es importante reconocer que el ayuno intermitente implica un cambio significativo en tus hábitos de alimentación y estilo de vida. Si es tu primera vez abordando esta práctica, es crucial informarte bien y prepararte tanto mental como físicamente para los ajustes que experimentará tu cuerpo. Comenzar con un método de ayuno menos exigente y aumentar gradualmente la duración del ayuno puede ser un enfoque sensato para evitar efectos adversos y desequilibrios hormonales.

Los primeros días pueden ser los más difíciles, donde la tentación de comer fuera de las horas establecidas es más fuerte. La clave aquí es la paciencia y el autocontrol. Entender que estás pasando por un proceso de adaptación te ayudará a mantener la calma y la determinación. Con el tiempo, notarás que tu cuerpo comienza a acostumbrarse a esta nueva rutina de alimentación.

El ayuno intermitente no solo es una herramienta para perder peso o mejorar la composición corporal; también es una oportunidad para aprender más sobre ti misma, tus límites y cómo tu cuerpo responde a diferentes estímulos. Este proceso de autoconocimiento puede ser increíblemente empoderador.

Es crucial recordar por qué comenzaste con el ayuno intermitente en primer lugar. Ya sea por salud, bienestar o mejorar tu autoestima, mantener ese objetivo en mente te ayudará a permanecer enfocada y motivada. Los pensamientos positivos son una poderosa herramienta para mantenerte en el camino y alcanzar tus metas.

Además, los pequeños logros, como mejorar en tu rutina de ejercicios o encontrar nuevas estrategias para manejar el hambre, pueden darte un impulso significativo de confianza y satisfacción. Estos pequeños triunfos son prueba de tu progreso y deberían celebrarse.

El ayuno intermitente es más que un método para cambiar tu cuerpo; es una oportunidad para fortalecer tu mente y espíritu. Mantener una actitud positiva y ser paciente son los pilares que te sostendrán a lo largo de este viaje. Con cada día que pasa, te acercarás un poco más a tus metas, aprendiendo y creciendo en el camino.

Claves tacticas para sobrellevar el hambre durante las sesiones de ayuno

Sobrellevar el hambre durante el ayuno intermitente puede ser uno de los retos más difíciles, especialmente al comienzo de esta práctica. Sin embargo, hay consejos prácticos que pueden ayudar a las mujeres a manejar mejor estos momentos y alcanzar sus objetivos con mayor comodidad y eficacia.

Primero, la organización es clave. Adapta tu rutina diaria al ayuno intermitente. Puede ser un desafío al principio, especialmente si estabas acostumbrada a desayunar temprano o comer en momentos específicos del día. Reorganiza tu horario de comidas de acuerdo al método de ayuno que hayas elegido. Utiliza herramientas como calendarios o aplicaciones de seguimiento para llevar un control detallado de tus horarios de ayuno y alimentación. Esto te ayudará a mantener el enfoque y a visualizar tu progreso.

En cuanto a la dieta, recuerda que la calidad de los alimentos que consumes es tan importante como los períodos de ayuno. Elige alimentos que nutran tu cuerpo y mejoren tu bienestar general. Incluye una variedad de frutas y verduras frescas, proteínas magras y granos enteros. Estos alimentos no solo te ayudarán a sentirte satisfecha durante más tiempo, sino que también optimizarán tu salud y acelerarán los resultados del ayuno intermitente.

El ejercicio físico es otro aspecto crucial para complementar el ayuno intermitente. No se trata solo de quemar calorías o perder peso, sino de fortalecer tu cuerpo y mejorar tu salud general. El ejercicio regular libera endorfinas, mejorando tu estado de ánimo y aumentando tu energía. También contribuye a la tonificación muscular y mejora la postura y el equilibrio. Integrar una rutina de ejercicios adecuada a tus capacidades y preferencias hará que el proceso de ayuno intermitente sea más efectivo y gratificante.

Además de los consejos ya mencionados, hay otras estrategias útiles para sobrellevar el hambre y mantenerse motivada durante el ayuno intermitente. Estas tácticas pueden ayudar a las mujeres a sortear los momentos difíciles, especialmente al inicio del proceso.

Primero, establecer metas bien definidas es crucial. Imagina el ayuno intermitente como un camino hacia un objetivo mayor, similar a ahorrar para un coche nuevo. Si bien puede implicar sacrificios temporales, como reducir ciertos lujos, la recompensa final, en este caso, un bienestar mejorado y un cuerpo más saludable, hace que valga la pena el esfuerzo. Recuerda por qué empezaste y mantén esa motivación cerca, especialmente durante los momentos difíciles.

Incorporar la música en tu rutina diaria puede ser una gran

ayuda. La música no solo es placentera, sino que también puede ayudar a disminuir la ansiedad y mantener tu mente distraída de los antojos de comida. Escuchar a tu artista favorito o esa canción que siempre te levanta el ánimo puede ser una excelente forma de pasar el tiempo durante las horas de ayuno.

Practicar yoga es otra herramienta poderosa. Esta práctica ancestral es conocida por sus efectos positivos en el cuerpo y la mente. El yoga puede ayudarte a enfocarte en tu bienestar interno, alejándote de los pensamientos sobre la comida y proporcionándote una fuente de energía positiva y tranquila.

Finalmente, encontrar formas de entretenimiento y distracción es esencial. Ya sea resolviendo crucigramas, viendo tu serie favorita, ocupándote en tareas domésticas o simplemente saliendo a dar un paseo, mantener tu mente ocupada te ayudará a pasar las horas de ayuno sin centrarte demasiado en la comida. Evita situaciones que puedan incitarte a comer, como pasar tiempo cerca de la cocina o mirar programas de cocina, especialmente en los momentos más desafiantes del ayuno.

Recuerda, cada uno de estos consejos es una herramienta para ayudarte a tener éxito en tu viaje de ayuno intermitente. Encuentra las estrategias que mejor funcionen para ti y úsalas como apoyo en tu camino hacia una vida más saludable y equilibrada. Mantenerse alejada de las tentaciones y concentrada en tus metas te permitirá avanzar con confianza y determinación.

Finalmente, la paciencia y el enfoque en el bienestar a largo plazo son fundamentales. El ayuno intermitente es más que una solución rápida; es un cambio en el estilo de vida que promueve la salud y el bienestar sostenibles. Ser consciente de esto te ayudará a mantenerte motivada y comprometida con tus metas, recordando siempre que cada pequeño paso te acerca más a un estilo de vida más saludable y equilibrado.

Estos son los mejores Ejercicios complementarios que te

ayudaran con tus objetivos

Durante el viaje del ayuno intermitente, es esencial encontrar maneras de hacer frente a los desafíos y mantener el enfoque en tus metas. Aquí hay algunas sugerencias ampliadas para incorporar en tu rutina diaria, especialmente diseñadas para las mujeres que se embarcan en esta aventura de automejora y salud.

Metas Claras y Concretas: Iniciar un ayuno intermitente es similar a embarcarse en un proyecto personal significativo. Es crucial tener un objetivo claro y tangible, como mejorar la salud, ganar confianza o alcanzar un peso saludable. Estos objetivos actúan como un faro en los momentos de tentación y fatiga, recordándote por qué empezaste este camino en primer lugar.

La Música como Compañera: La música no solo entretiene, sino que también puede ser una poderosa herramienta para mantener tu mente alejada de la comida y centrada en tus objetivos. Escoge melodías que te inspiren, te calmen o te motiven. La música puede ser especialmente útil durante tus sesiones de ejercicio, ayudándote a mantener un ritmo constante y agradable.

Yoga para el Cuerpo y la Mente: El yoga no es solo una actividad física; también es una práctica meditativa que puede ayudarte a centrarte y a mantener la calma durante tu ayuno. Te invita a conectarte con tu cuerpo y tu respiración, ofreciéndote una perspectiva más tranquila y meditativa que puede ser extremadamente útil durante los momentos de ayuno.

Actividades para Mantener la Mente Ocupada: Mantener tu mente ocupada es crucial para evitar pensar constantemente en la comida. Actividades como los crucigramas, la lectura, el arte o incluso una simple caminata pueden ser excelentes distracciones. Estas actividades no solo te mantienen ocupada, sino que también enriquecen tu vida de otras maneras, añadiendo valor a tu experiencia de ayuno intermitente.

Entender que el Cuerpo y la Mente Trabajan Juntos: Es importante recordar que el ayuno intermitente no es solo un cambio físico, sino también un desafío mental y emocional. Escuchar a tu cuerpo y ser consciente de tus emociones te ayudará a mantener un equilibrio y a ajustar tus hábitos y rutinas según sea necesario.

Estas estrategias te ayudarán a mantener el rumbo y a asegurarte de que tu experiencia de ayuno intermitente sea tan enriquecedora y exitosa como sea posible. Recuerda, cada pequeño paso cuenta y te acerca más a tus metas.

DUDAS, PREGUNTAS Y CONSEJOS FINALES

Para resumir el libro, el ayuno intermitente, una práctica arraigada en la historia humana y adoptada por diversas culturas y religiones, hoy se presenta como una vanguardista forma de cuidado personal. Nuestros antepasados practicaban el ayuno, impulsados por la necesidad y la escasez, sin saber que estaban contribuyendo a una tradición que se mantendría vigente hasta nuestros días.

Este ancestral método, que ha sido parte integral de prácticas espirituales en religiones como el hinduismo, subraya la conexión entre la abstinencia, la purificación corporal y la salud. Ahora, en una era de abundancia, hemos redescubierto el ayuno, pero esta vez con un enfoque consciente y estructurado, diseñado para maximizar sus beneficios tanto en la salud física como en el bienestar mental y emocional.

El Ayuno Intermitente no es solo una metodología para controlar el peso o mejorar la composición corporal; es un camino hacia un estado de equilibrio integral. Con una base de ayuno alternado con períodos de alimentación, este método nos invita a redescubrir nuestros ritmos naturales y a reconectar con las señales internas de nuestro cuerpo.

El cuerpo humano, una máquina perfectamente diseñada, opera en un delicado equilibrio hormonal, donde la insulina juega un papel crucial. Durante el ayuno, disminuyen los niveles de insulina, permitiendo que el cuerpo utilice las reservas de grasa acumuladas como fuente de energía, desencadenando un proceso de "quema de grasa". Este fenómeno demuestra la capacidad innata del cuerpo para autoconservarse y autorregularse, incluso en tiempos de escasez alimentaria.

Mientras el ayuno intermitente ha ganado popularidad y aceptación en la última década, es importante recordar que las experiencias individuales pueden variar. Cada persona es única en su manera de procesar los alimentos y de responder a este protocolo. A pesar de las variaciones individuales, este método nos ofrece una perspectiva revitalizada sobre la alimentación: nos enseña cuándo comer, en lugar de centrarse en restricciones y prohibiciones.

El ayuno intermitente nos ofrece una oportunidad de exploración personal y de entender mejor nuestro cuerpo. Aunque todavía está en proceso de ser comprendido completamente por la ciencia, y las investigaciones continúan evolucionando, su práctica nos permite formar parte de una historia humana que se extiende a lo largo de milenios, conectándonos con un legado de salud y bienestar que ha resistido la prueba del tiempo.

Preguntas Frecuentes

Antes de culminar, vamos abordar las dudas más comunes sobre el ayuno intermitente, especialmente enfocadas en la salud femenina y su práctica segura y efectiva.

¿Es beneficioso el ayuno intermitente para la salud?

La respuesta es afirmativa. A pesar de que tradicionalmente se ha considerado al desayuno como la comida más importante del día, el ayuno intermitente ha demostrado ser una herramienta poderosa para mejorar la salud y facilitar la pérdida de peso. Sin embargo, es fundamental seguir ciertas pautas para garantizar su efectividad y seguridad:

Practicar ayuno de dos a tres días a la semana, no de forma consecutiva.

Mantener periodos de ayuno entre 12 y 16 horas diarias.

Realizar ejercicios suaves en días de ayuno, como yoga o cardio ligero.

Agregar un día adicional de ayuno solo si te sientes cómoda y saludable haciéndolo.

Priorizar la hidratación. El agua es esencial para el buen funcionamiento del cuerpo.

¿Pueden las mujeres practicar el ayuno intermitente?

Sí, aunque las mujeres pueden enfrentar retos adicionales debido a la respuesta hormonal al hambre. Es un proceso de adaptación que requiere tiempo y paciencia.

¿Es aconsejable el ayuno intermitente para mujeres en la menopausia?

Sí, pero es crucial estar atentas a las señales del cuerpo. Aunque puede ayudar a recuperar y tonificar la masa muscular perdida con la edad y facilitar la pérdida de peso, puede afectar los síntomas del climaterio en algunos casos.

¿Cómo bajar de peso eficientemente con el ayuno intermitente?

Para lograr una pérdida de peso efectiva, se deben seguir estas indicaciones:

Elegir el tipo de ayuno más adecuado a tus necesidades y estilo de vida.

Planificar tus comidas con antelación para evitar decisiones impulsivas.

Incorporar actividad física diaria, aunque sea moderada.

Comprometerte con el ayuno intermitente durante al menos un mes de forma constante.

Evitar el consumo excesivo de carbohidratos y alimentos altos en calorías durante tus períodos de alimentación.

Cada una de estas respuestas busca aclarar las dudas comunes y proporcionar una guía práctica y realista para mujeres interesadas en explorar los beneficios del ayuno intermitente. Es fundamental recordar que cada cuerpo es único y puede reaccionar de manera diferente, por lo que es importante escuchar a tu cuerpo y adaptar el ayuno a tus necesidades y circunstancias individuales.

Resumen de los Beneficios que experimentarás

El ayuno intermitente aporta una variedad de beneficios a nuestro organismo, cuya comprensión y aplicación pueden ser de gran valor para el bienestar femenino. Estos beneficios incluyen:

Aumento de Energía: Aunque pueda parecer contradictorio, el ayuno intermitente puede llevar a un incremento en los niveles de energía. Al principio, durante la fase de adaptación, puedes sentirte más fatigada, pero a medida que tu cuerpo se acostumbra, comenzarás a experimentar un aumento de vitalidad.

Mejoras Cognitivas: El ayuno intermitente ha demostrado tener un impacto positivo en la cognición, la memoria y la claridad mental. Al reducir la inflamación y el estrés oxidativo, este método puede mejorar la función cerebral.

Reducción de la Resistencia a la Insulina: Al agotar las reservas de glucosa, tu cuerpo empieza a quemar grasa para obtener energía, un proceso que reduce la necesidad de insulina y mejora la sensibilidad a esta hormona.

Fortalecimiento del Sistema Inmunológico: Además de disminuir el riesgo de diabetes, el ayuno intermitente puede fortalecer el sistema inmunológico, haciendo que tu cuerpo sea más resistente a diversas enfermedades.

Salud Cardiovascular: Mejorar la salud cardiovascular es otro de los efectos positivos del ayuno intermitente, ya que puede ayudar a reducir el riesgo de enfermedades cardíacas.

Fomento de la Creación de Músculo: Al combinar el ayuno intermitente con ejercicio, puedes estimular la creación de músculos y mejorar la tonificación corporal.

Prevención de Enfermedades Crónicas: Incluyendo la reducción del riesgo de ciertos tipos de cáncer y la disminución de la inflamación crónica.

Mejora en la Salud de la Piel, Uñas y Cabello: El proceso de ayuno puede mejorar la calidad de tu piel, fortalecer las uñas y promover un cabello saludable.

Protección Neuronal: El ayuno intermitente incrementa la producción de factores neurotrópicos, como el factor de crecimiento del cerebro, que promueve el crecimiento y la protección de las neuronas.

Sin embargo, es importante tener en cuenta que el ayuno intermitente puede presentar efectos secundarios, especialmente durante los primeros días. Estos pueden incluir:

Hambre: Es normal sentir un aumento del apetito al inicio, pero esto tiende a disminuir a medida que tu cuerpo se adapta.

Mal Aliento: Un subproducto de la quema de grasas es el aumento del mal aliento, que se puede mitigar bebiendo agua regularmente.

Problemas de Concentración y Cambios de Energía: Durante la adaptación, puedes experimentar dificultades para concentrarte y fluctuaciones en tus niveles de energía.

Cambios de Humor y Dolor de Cabeza: Es común experimentar variaciones en el estado de ánimo y dolores de cabeza ocasionales durante la fase de adaptación.

Es esencial abordar el ayuno intermitente con un enfoque equilibrado y escuchar a tu cuerpo, especialmente si eres mujer, ya que las respuestas hormonales pueden variar. Siempre se recomienda consultar con un profesional de la salud antes de comenzar cualquier régimen de ayuno, especialmente si tienes condiciones médicas preexistentes o estás tomando medicamentos.

Variedad de Ayunos a tu disposición

El ayuno intermitente representa una revolución en la forma en que las mujeres abordan su salud y bienestar. Existen varios métodos de ayuno intermitente que se adaptan a diferentes estilos de vida y objetivos de salud, tales como el ayuno de 12 horas, el ayuno 16:8, el ayuno 5:2, alternar días de ayuno, el ayuno de 24 horas semanales, el ayuno del guerrero y el ayuno Crescendo. Cada uno de estos métodos ofrece beneficios únicos, pero es esencial elegir el que mejor se adapte a tus necesidades personales y circunstancias de vida.

Para lograr un ayuno intermitente exitoso y beneficioso para la salud, es crucial considerar varios factores:

Equilibrio y Coherencia: Mantener un equilibrio entre los días de ayuno y alimentación es vital. No se trata solo de restringir la ingesta de alimentos, sino de hacerlo de manera que beneficie tu salud sin causar estrés innecesario a tu cuerpo.

Dieta Balanceada: Complementar el ayuno con una dieta rica en nutrientes, baja en grasas y azúcares es fundamental. Esto asegura que tu cuerpo reciba los nutrientes esenciales durante los períodos de alimentación.

Ejercicio Moderado a Intenso: Dependiendo de tu nivel de condición física, incluir una rutina de ejercicios puede ayudar a tonificar los músculos y acelerar el proceso de pérdida de peso. El ejercicio no solo beneficia físicamente, sino que también mantiene tu mente sana y eleva tu estado de ánimo.

Personalización del Ayuno: Cada mujer es única, y lo que funciona para una puede no ser efectivo para otra. Es importante personalizar el plan de ayuno para adaptarse a tus necesidades y capacidad de respuesta del cuerpo.

Manejo del Hambre y la Tentación: Durante los primeros días del ayuno intermitente, es normal experimentar hambre y tentaciones. Para manejar esto, busca estrategias que mantengan tu mente ocupada y te alejen de pensar constantemente en la comida. Actividades como escuchar música, leer, practicar yoga o resolver crucigramas pueden ser de gran ayuda.

Establecimiento de Metas: Fija objetivos claros y realistas a corto y largo plazo. Celebrar pequeños logros te mantendrá motivada y comprometida con tu régimen de ayuno.

Paciencia y Mentalidad Positiva: Mantener una actitud positiva y ser paciente es clave. No todos los cuerpos reaccionan igual, y los resultados pueden variar. Recuerda por qué empezaste y mantén esa motivación viva.

Consulta a un Experto: Si tienes dudas o inquietudes, no dudes en buscar el consejo de un profesional de la salud o alguien con experiencia en ayuno intermitente.

El ayuno intermitente no es solo una moda pasajera; es una práctica que ha sido adoptada por muchas, incluidas celebridades y actores que necesitan adaptar rápidamente sus cuerpos para diferentes roles. Al final, lo más importante es encontrar un equilibrio que funcione para ti, que te haga sentir bien y que contribuya a una vida más sana y equilibrada. Mantén siempre una mentalidad positiva, y permite que el ayuno intermitente sea una herramienta que te ayude a alcanzar tus metas de salud y bienestar.

9

CONCLUSIÓN FINAL

C omo autora de "Ayuno Intermitente para Mujeres", me complace concluir este viaje que hemos emprendido juntas, explorando una práctica tan enriquecedora y transformadora. Al adentrarnos en el mundo del ayuno intermitente, hemos descubierto que no se trata solo de una herramienta para perder peso, sino de un camino hacia un bienestar integral.

A LO LARGO de estas páginas, hemos abordado cómo el ayuno intermitente puede aumentar nuestra energía, agudizar nuestra mente y contribuir a una mejor salud cardiovascular. Hemos aprendido la importancia de escuchar a nuestro cuerpo y adaptar el ayuno a nuestras necesidades individuales, especialmente durante etapas críticas como la menopausia o momentos de mayor estrés.

. . .

HE INTENTADO TRANSMITIR que cada mujer es única, y por ello, no hay una fórmula única para el éxito. Lo que funciona maravillosamente para una puede no ser ideal para otra. Este libro es una invitación a experimentar, a ajustar y a encontrar ese equilibrio personal que resuene con tu cuerpo y tu estilo de vida.

ADEMÁS, hemos enfatizado la importancia de combinar el ayuno con una alimentación equilibrada y un ejercicio regular. El ayuno no es un pase libre para ignorar los principios de una dieta saludable, sino una herramienta para potenciar sus beneficios. Y en cuanto al ejercicio, hemos visto cómo una actividad física moderada puede ser un complemento perfecto para el ayuno, ayudando a tonificar el cuerpo y a mantenernos activas y llenas de energía.

PARA TI, querida lectora, mi último mensaje es de aliento y positividad. Iniciar y mantener una práctica de ayuno intermitente requiere paciencia, compromiso y una actitud abierta al aprendizaje y la autoexploración. Los desafíos son parte del proceso, pero también lo son las gratificaciones. Al adoptar el ayuno intermitente, no solo estás eligiendo una forma de alimentarte; estás abrazando una oportunidad para reforzar tu salud, tu autoestima y tu bienestar general.

RECUERDA, eres fuerte, capaz y merecedora de todo el bienestar y la felicidad. Que este libro sea tu guía y compañero en un viaje que, espero, sea tan revelador y enriquecedor para ti como lo ha sido para mí

10

TU REGALO BONUS

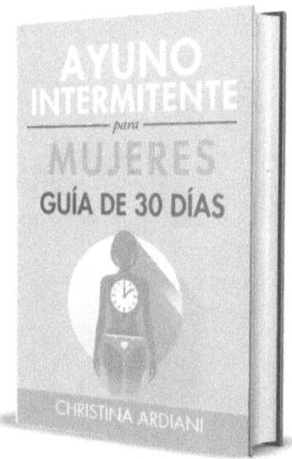

Guía de 30 Días: Ayuno Intermitente y Ejercicios para Mujeres Principiantes

GUÍA DE 30 DÍAS: AYUNO INTERMITENTE Y EJERCICIOS PARA MUJERES PRINCIPIANTES

Bienvenida a esta guía de 30 días diseñada para ayudarte a incorporar el Ayuno Intermitente y una rutina de ejercicios en tu vida diaria. Este plan está pensado especialmente para mujeres que buscan un cambio positivo en su salud y bienestar. A lo largo de estos 30 días, te guiaremos paso a paso para que puedas adaptarte gradualmente al Ayuno Intermitente y a una rutina de ejercicios efectiva y segura.

Semana 1: Introducción y Adaptación

Días 1-7: Ayuno Intermitente 12:12
Ayuno: 12 horas (por ejemplo, de 8 pm a 8 am).
Ventana de alimentación: 12 horas (de 8 am a 8 pm).
Dieta: Enfócate en una alimentación balanceada con énfasis en vegetales, proteínas magras y carbohidratos complejos. Evita alimentos procesados y azúcares añadidos.
Ejercicio: 30 minutos de caminata rápida o yoga suave cada día.

Semana 2: Aumentando la Duración del Ayuno

Días 8-14: Ayuno Intermitente 14:10

Ayuno: 14 horas (por ejemplo, de 7 pm a 9 am).

Ventana de alimentación: 10 horas (de 9 am a 7 pm).

Dieta: Incorpora más fibra (frutas, verduras) y mantén la hidratación.

Ejercicio: Introduce ejercicios de fuerza ligera (pesas pequeñas o bandas de resistencia) por 20 minutos, seguidos de 10 minutos de estiramientos.

Semana 3: Profundización del Ayuno y Ejercicios Moderados

Días 15-21: Ayuno Intermitente 16:8

Ayuno: 16 horas (por ejemplo, de 6 pm a 10 am).

Ventana de alimentación: 8 horas (de 10 am a 6 pm).

Dieta: Asegúrate de incluir proteínas en cada comida para mantener la saciedad. Experimenta con recetas saludables.

Ejercicio: 30 minutos de ejercicio cardiovascular (ciclismo, natación, trotar) 3 veces a la semana. Los días restantes, sigue con ejercicios de fuerza y estiramientos.

Semana 4: Consolidación del Hábito y Aumento de Intensidad

Días 22-30: Ayuno Intermitente 16:8

Mantén el mismo horario de ayuno de la semana anterior.

Dieta: Integra snacks saludables (frutos secos, yogur natural) durante tu ventana de alimentación para mantener la energía.

Ejercicio: Aumenta la intensidad de los ejercicios cardiovasculares a 40 minutos y añade una rutina de HIIT (High Intensity Interval Training) de 20 minutos dos veces a la semana.

Consejos Generales:

- Mantén un diario de alimentación y ejercicio para monitorear tu progreso.
- Escucha a tu cuerpo: si te sientes débil o incómoda, ajusta las horas de ayuno o la intensidad de los ejercicios.
- No te olvides de descansar: el sueño adecuado es crucial para la recuperación y el éxito del ayuno intermitente.
- Mantén una hidratación óptima: bebe agua regularmente, especialmente durante las horas de ayuno.
- Busca apoyo: comparte tus desafíos y éxitos con amigos, familiares o en grupos de apoyo online.

Recuerda: Esta guía es un punto de partida. Cada mujer es única, por lo que te animamos a adaptar este plan según tus necesidades y objetivos personales. La constancia y la paciencia serán tus mejores aliadas en este viaje hacia una vida más saludable y equilibrada. ¡Buena suerte!

UNAS PALABRAS MÁS

Al cerrar las páginas de este libro y reflexionar sobre el camino recorrido juntas, quiero agradecerte sinceramente por dedicar tu tiempo y energía a explorar el Ayuno Intermitente. Antes de concluir, deseo compartir contigo algunas reflexiones finales. Es cierto que el Ayuno Intermitente ha sido una experiencia transformadora para muchos, con distintos grados de éxito. Lo crucial aquí es entender que cada uno de nosotros es único y responde de manera diferente a este proceso. Si en algún momento te sientes física o emocionalmente agotada, no dudes en darte un descanso. Escucha a tu cuerpo, reconoce sus señales y no temas ajustar tu enfoque.

Recuerda que embarcarte en el Ayuno Intermitente es más que una simple decisión; es un compromiso activo con tu bienestar. No se trata de una mera caminata, sino de una carrera hacia un objetivo bien definido. Como en cualquier carrera, la preparación y el enfoque gradual son clave para alcanzar la meta. No te apresures; avanza a tu propio ritmo, con claridad y determinación.

Si este libro ha sido un faro de luz en tu viaje, me encantaría escuchar tus comentarios y experiencias. Tu feedback es invaluable para mí y ayuda a enriquecer y mejorar el contenido que ofrezco. Cada reseña, cada palabra tuya contribuye a la creación de mejores recursos para personas como tú, a quienes valoro y aprecio profundamente.

Con estas palabras, me despido no como un adiós, sino como un hasta luego en tu viaje hacia un estilo de vida más saludable y pleno. Recibe un cálido abrazo y mis mejores deseos en tu camino hacia el bienestar y la armonía.